中央民族大学优秀博士论文文库
The outstanding doctoral dissertation library

西部地区农村
卫生经济政策研究

王斐/著

Xibu Diqu Nongcun
Weisheng Jingji Zhengce Yanjiu

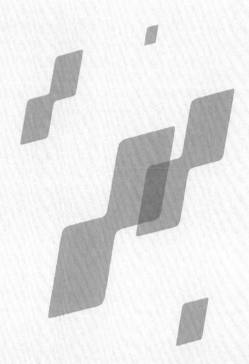

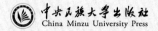
中央民族大学出版社
China Minzu University Press

图书在版编目（CIP）数据

西部地区农村卫生经济政策研究/王斐著 . —北京：中央
民族大学出版社，2018.12
　ISBN 978 - 7 - 5660 - 1403 - 0

　　Ⅰ.①西…　Ⅱ.①王…　Ⅲ.①卫生经济—经济政策—
研究—西北地区 ②卫生经济—经济政策—研究—西南地区
Ⅳ.①R199.2

　　中国版本图书馆 CIP 数据核字（2017）第 168441 号

西部地区农村卫生经济政策研究

著　　者	王　斐
责任编辑	周　陈
责任校对	杜星宇
封面设计	舒刚卫
出 版 者	中央民族大学出版社
	北京市海淀区中关村南大街 27 号　邮编:100081
	电话:68472815(发行部)　传真:68933757(发行部)
	68932218(总编室)　　　 68932447(办公室)
发 行 者	全国各地新华书店
印 刷 厂	北京建宏印刷有限公司
开　　本	880×1230（毫米）　1/32　印张:7.25
字　　数	180 千字
版　　次	2018 年 12 月第 1 版　2018 年 12 月第 1 次印刷
书　　号	ISBN 978 - 7 - 5660 - 1403 - 0
定　　价	36.00 元

总　序

　　高等学校的重要职能之一就是培养人才。博士研究生是高校人才培养的最高层次，不仅代表了学校的办学水平，也关系着学校的未来。

　　从 1978 年恢复研究生招生和 1981 年实施学位制度以来，中央民族大学的研究生教育逐步形成了以人文社会科学为主体，以涉及民族类学科为特色，涵盖哲学、经济学、管理学、法学、教育学、文学、历史学、理学、工学、医学、艺术学 11 个学科门类的较为完整的学科体系，其中民族学、中国少数民族语言文学、宗教学等学科具有雄厚的实力和特色优势，不仅在全国居于领先地位，而且具有较大的国际影响。许多少数民族的第一个硕士、第一个博士都诞生于此。培养的研究生中，涌现出大批优秀人才，有的已成为本学科的杰出专家，有的已成为地厅级、省部级甚至国家级的领导干部，有的已成为大型企业的高级管理人才，他们以实现中华民族伟大复兴为使命，以弘扬中华文化、维护民族团结为己任，在自己的工作岗位上脚踏实地、开拓创新，为国家的物质文明和精神文明建设做出了突出贡献，为我国少数民族地区的发展提供了巨大的支持。

　　当前，在新的形势下，中央民族大学的研究生教育紧紧围绕高水平研究型大学的建设目标，积极探索创新型人才培养模式，优化培养环境，引导研究生尤其是博士生做前沿性高水平研究工作，采取各种措施，保证研究生培养质量；强化世界观、人生观、价值观以及马克思主义民族观、宗教观和祖国观的教育，注重研究生在实践能力、创新能力、国际视野等方面的养成和培育。

为配合推动学校高层次人才培养，激发导师和研究生多出成果，出高水平成果，同时也为新思想、新视野提供高起点和全方位的展示平台，为学校和学者搭建交流和学习的平台，学校决定筹集资金，从博士研究生的毕业论文中挑选优秀论文予以支持出版，建立中央民族大学优秀博士论文文库。

应该说，这一选择是一个艰难的过程。这一是因为毕业生较多，而支持出版的经费和论文篇数有限；二是因为经过多年的教育改革和探索，学生的培养水平有了较大程度的提高，从众多优秀的毕业论文中选出很少几篇，实在是难事。当然，每一个导师都认为自己的学生很优秀，这也是人之常情。但我们相信外审专家和我校学位评定委员会的各位专家能发扬"大无畏"的奉献精神，优中选优，挑选出有代表性的论文。行将出版的第一批8篇论文正是专家们精挑细选的结果，也代表了我校博士研究生培养的水平。

中央民族大学优秀博士论文文库的出版，不仅得到了广大博士研究生的热烈响应，也有赖于校内外专家的积极支持，还要感谢中央民族大学出版社的鼎力配合。这一工作将继续进行下去，请各位读者批评指正。我们将再努力。

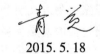

2015.5.18

前　言

卫生事业承担着保证卫生安全、预防控制疾病、促进人民身体健康的使命，是社会保障的重要组成部分。卫生事业的发展，不仅有利于人民健康水平的提高，也是经济和社会发展的重要动力。《"健康中国2030"规划纲要》中明确提出："把人民健康放在优先发展的战略地位，坚持以基层为重点，以改革创新为动力，预防为主，中西医并重，把健康融入所有政策，人民共建共享的卫生与健康工作方针，针对生活行为方式、生产生活环境以及医疗卫生服务等健康影响因素，坚持政府主导与调动社会、个人的积极性相结合，推动人人参与、人人尽力、人人享有，以落实预防为主，推行健康生活方式，减少疾病发生，强化早诊断、早治疗、早康复，实现全民健康。"

中国西部地区，一半以上的人口都集中在农村，经济社会发展水平相对滞后，医疗卫生服务水平与中东部地区相比差距较大。为了提升西部地区医疗卫生服务总体水平，近年来，国家逐步加大了对西部地区农村医疗卫生机构的支持力度，在政策和投入方面给予了较大倾斜；同时西部地区也积极出台有利政策，确保了这些机构平稳运行和有序发展，为西部地区农村卫生事业的快速发展以及当地农村居民健康水平的稳步提高奠定了坚实基础。

作为充分发挥卫生事业社会公益性、保障卫生事业可持续发展的重要支撑条件，卫生经济政策涵盖了卫生系统的资金来源、资金流向和资金分配，政策恰当与否直接影响着卫生事业的发展，特别是对"造血"能力相对较弱的西部地区农村医疗卫生机构的运行和发展影响更为深远。因此，科学、系统地研究西部地区农村卫生经济政策，对加快西部地区农村卫生事业发展、维护西部民族地区社会稳定、推动西部地区经济社会全面协调可持续发展有着重要意义。

本书从宏观经济学的角度，运用世界卫生组织的卫生筹资理论框架，结合卫生经济政策的主要内容，从卫生资金的筹集、分配使用和支付三个层面梳理了新医改以来实施的卫生经济政策，对政府卫生投入、医疗服务价格调整以及新型农村合作医疗（以下简称"新农合"）的筹资补偿和支付政策等进行了详细分析，同时深入西部地区的贵州和云南两省部分有代表性的农村地区开展调查研究，并选择云南省禄丰县作为典型案例全面剖析。最终，通过大量的数据分析和实证分析，对政府的农村卫生基础设施建设投入进行了总量预测，并从公平、效率、满意和发展的视角提出了加快西部地区农村卫生事业发展的政策建议。

本书通过对卫生经济政策理论的研究，回顾了中国近年来实施的卫生经济政策，并根据西部地区卫生事业发展的特点，分析和总结了西部地区卫生事业发展中存在的困难和问题，同时结合新医改的重点领域，从经济学角度构建了西部地区农村医疗卫生机构可持续发展的卫生经济政策理论框架，主要研究了以下几方面问题：

一是卫生资金的筹集政策。以西部地区为重点，梳理了2001年以来中国政府卫生基础设施建设投入政策，通过全国函调数据对比评估了东、中、西部地区农村医疗卫生服务体系建设成效，并对政府投入的绩效和公平性进行了分析，研究提出了当前农村医疗卫生服务体系建设的薄弱环节。同时，梳理了新医改以来实施的农村医疗卫生机构运行补偿政策，分析了政府卫生投入总量、投入结构及其公平性，并通过典型案例调查，研究了新农合的筹资政策，探索建立可持续的新农合筹资机制。

二是卫生资金的分配使用政策。重点从农村医疗卫生机构可持续运行的角度，分析不同地区在实施基本药物制度和医疗服务价格调整等政策时存在的问题，并对其实施效果进行了评估。

三是卫生资金的支付政策。重点研究新农合支付方式改革，分析其对农村医疗卫生机构运行补偿带来的影响。结合西部地区新农合筹资水平、基金补偿力度和农村居民卫生服务利用等，提出适宜西部地区、确保参合农民满意、医疗机构可持续发展、新农合基金安全的新农合筹资、补偿和支付方式改革建议。

四是在前述各项研究的基础上，结合深化医药卫生体制改革的大背景，探讨适宜西部地区农村医疗卫生机构发展的卫生经济政策，包括政府卫生投入的总量和结构，投入的方式以及改革的措施，并从卫生系统的绩效、经济和社会可持续发展角度提出相应政策建议。

本书的创新点之一是从宏观经济学的角度，运用世界卫生组织的卫生筹资理论框架，从卫生资金的筹集、分配使用和支付三个环节分析中国西部地区农村卫生经济政策，从而确立了研究的脉络和思路。

创新点之二是运用世界卫生组织卫生系统绩效评估框架，从公平、效率的角度出发，构建中国西部地区农村卫生经济政策理论框架，并进一步开展系统的研究。

创新点之三是方法学的创新，通过交叉采用文献分析法、比较分析法和因素分析法等多种研究方法，根据全国统计数据和卫生财务年报等，并结合在典型地区的调查研究，科学测算适宜的政府卫生投入总量，并提出相应的政策建议。

目　录

引　论

卫生事业承担着保证卫生安全、预防控制疾病、促进人民身体健康的使命，是我国社会主义事业的重要组成部分。卫生事业的发展，不仅有利于人民健康水平的提高，也是经济和社会发展的重要动力。《"健康中国2030"规划纲要》中明确提出："把人民健康放在优先发展的战略地位，坚持以基层为重点，以改革创新为动力，预防为主，中西医并重，把健康融入所有政策，人民共建共享的卫生与健康工作方针，针对生活行为方式、生产生活环境以及医疗卫生服务等健康影响因素，坚持政府主导与调动社会、个人的积极性相结合，推动人人参与、人人尽力、人人享有，落实预防为主，推行健康生活方式，减少疾病发生，强化早诊断、早治疗、早康复，实现全民健康。"

西部地区包括内蒙古、重庆、广西、四川、贵州、云南、西藏、陕西、甘肃、青海、宁夏和新疆等12个省、自治区、直辖市，是我国最主要的少数民族聚居区，居住着壮族、回族、蒙古族、藏族、维吾尔族和苗族等50多个少数民族，占少数民族总人口的80%以上。据国家统计局2012年的统计数据，西部地区人口约3.64亿，占全国人口总数的27%，其中一半以上的人口都集中在农村地区，面积占全国国土总面积的三分之二以上。由于西部地区地域广阔，交通不便，大多属于老少边穷地区，农业、工业和第三产业均不太发达，经济社会发展水平相对较低。受此影响，西部地区政府投入能力有限，导致卫生事业发展水平严重滞后，主要表现为卫生资源总量不足、农村医疗卫生机构基础设施条件落后、医疗卫生服务能力和水平较低。为改变区域卫生发展的不平衡，整体提升国民健康水平，国家在统筹规划卫生事业发展时，充分考虑了西部地区的实际，制定实施的农村卫生经济政策更多地向西部地区倾斜，因此农村卫生经济政策在西部地区具有更好的适用性。需要说明的是，本书中的农村卫生经济政策虽未明确特指针对西部地区，但在分析和评价过程中主要是与西部地区经济社会和卫生事业发展实际相结合，重点反映国家农村卫生经济政策在西部地区的实施效果。

一、选题背景和意义

（一）选题背景

党的十八大报告指出，公平正义是中国特色社会主义的内在要求，必须坚持维护社会的公平正义，逐步建立以权利公平、机会公平、规则公平为主要内容的社会保障体系，努力营造公平的社会环境，保证人民平等参与、平等发展的权利。卫生事业是社会主义事业的重要组成部分，医疗卫生服务能力和保障水平不仅关系到人民群众的身体健康，也是社会发展和进步的重要保障。因此，维护社会的公平正义，使广大人民群众享有医疗卫生服务的权利公平和机会公平是卫生事业发展的重要目标之一。

中国幅员辽阔，按照区域可划分为东部、中部和西部。由于长期以来区域经济和社会发展的不均衡，不同地区卫生服务提供情况、居民卫生服务利用、医疗保障水平以及由此导致的居民健康水平存在较大差异。同时，长期以来形成的城乡二元经济结构，使中国社会城乡差异也较为明显，城乡居民的卫生服务利用和医疗保障水平等还存在较大差别。区域公平和城乡公平仍然是当前影响中国卫生公平的重要因素。

2009 年以来实施的医药卫生体制改革，是卫生事业的一次深层次改革。本次医改以建立覆盖城乡居民的基本医疗卫生制度，为群众提供安全、有效、方便、价廉的医疗卫生服务为总体目标，全面加强公共卫生服务体系，进一步完善医疗服务体系，加快建设医疗保障体系，建立健全药品供应保障体系并积极推进监管体制改革等方面的综合改革。近年来，中央和地方各级政府加强了对卫生事业的支持，不断加大对基本公共卫生服务、医疗卫生服务体系、医疗保障制度和基本药物制度等方面的投入，并通过开展公立医院改革，进一步提高了公立医院的公益性。

卫生经济学研究卫生事业的性质和地位、卫生服务中市场与政府的作用、健康保障制度和卫生筹资。① 卫生经济政策是国家宏观经济政策的组成部分，是政府发展和管理卫生事业的重要手段。它与特定的社会制度和经济发展水平相适应，体现卫生事业的性质，决定人民享有卫生服务的福利水平，规定卫生事业的总体发展目标和方向，是关于卫生资源筹集、配置、开发和利用方面的法令、条例、规划和措施的总和。世界卫生组织（World Health Organization，简称 WHO）在《2000 年世界卫生报告》中指出，卫生筹资的基本职能包括资金筹集、资源汇集以及购买产品和服务。因此，卫生经济政策应包括卫生资金的来源（如政府投入和个人支付）、卫生服务的购买（如个人付费和新农合补偿）以及医疗卫生机构经济运行的其他补助（如收支两条线和药品零差率政府补助投入）等。

卫生经济政策对卫生事业的发展具有重要作用，但其制定和实施又受到经济社会发展水平、居民就医习惯、政府投入能力和医疗保障筹资水平等多种因素制约。西部地区是中国的欠发达地

① 程晓明：《卫生经济学》，北京：人民卫生出版社，2003 年，第 6－7 页。

区，经济社会发展水平较为落后，其卫生事业发展也相对滞后，一定程度上加剧了区域卫生发展的不平衡，西部地区居民享有医疗卫生服务的公平性也相对较差。因此，站在社会公平的角度关注西部地区卫生事业发展，把卫生经济政策的制定和实施放到特定的边远贫困农村和民族地区进行整体研究非常必要。本书从宏观经济学视角出发，根据西部地区经济社会和卫生事业发展现状，在深化医药卫生体制改革的大背景下，重点研究西部地区农村卫生经济政策，同时深入西部地区部分省市县开展调查研究，剖析典型案例，理论与实践相结合，最终提出适合西部地区卫生事业发展的相关政策建议。

（二）西部地区农村卫生经济政策研究的现实意义

1. 有助于深入理解全面建成小康社会的宏伟目标和促进区域协调发展

党的十八大将经济持续健康发展、区域协调发展机制基本形成作为到 2020 年全面建成小康社会的重要目标。为实现这一目标，国家将进一步加大对中国农村和中西部地区的扶持力度，支持这些地区加快改革开放、增强发展能力、改善人民生活。

在卫生领域，西部地区一直享受中央财政转移支付以及相关倾斜政策，中央对西部地区卫生事业投入的比例也明显高于东部和中部地区。但是，由于基础差、底子薄、当地财政配套能力有限，西部地区卫生事业发展水平仍较低，当地人民群众获得卫生服务的可及性较差，不仅不利于当地经济和社会的快速发展，也会逐步拉大区域差距。因此，研究西部地区农村卫生经济政策，提出适宜西部地区农村卫生事业发展的卫生经济政策，有助于深入理解全面建成小康社会的宏伟目标，也有助于促进区域协调发展。

2. 有助于体现社会公平正义

党的十八大报告指出，要坚持维护社会公平正义。公平正义是中国特色社会主义的内在要求，也是全面建成小康社会的必要条件。区域经济和城乡差异拉大会给西部地区农村居民带来较大的不公平，这种不公平也体现在社会事业和社会保障的享有方面。卫生公平既是全面建成小康社会的体现，也是实现全面建成小康社会的重要手段之一。2013 年 2 月，世界卫生组织和中国卫生部共同发布了《中国—世卫组织国家合作战略（2013—2015)》，其中特别强调了卫生公平。新一轮医改启动以来，通过加强医疗服务体系建设、全面推进公共卫生服务均等化和医疗保障制度改革等，中国城乡居民卫生服务利用水平和筹资风险保护水平显著提高，居民健康权益得到了进一步维护。但时至今日，不同地区、不同人群之间健康服务利用差距仍较大，居民特别是低收入人群疾病经济负担还十分沉重，下大气力解决卫生公平问题迫在眉睫。

3. 有助于促进西部地区经济社会发展和卫生事业可持续发展

长期以来，中国经济社会呈现出明显的城乡差异和区域差异，并且随着改革开放的深入推进有进一步加大的趋势。西部地区少数民族分布广、农村人口数量多和经济条件相对落后等客观因素也是造成中国经济社会发展不平衡的重要原因。西部地区农村一直处于中国经济社会发展的边缘地带，该地区农村居民对卫生资源的利用率一直相对较低，卫生资源相对不足，卫生事业发展缓慢。目前新医改的重点已从加大投入过渡到转变机制阶段，但一部分卫生经济政策在实施中仍存在一定的困难和障碍。因此，在西部地区经济和社会发展的大背景下，从宏观经济学的视角出发研究西部地区农村卫生经济政策，对于提高西部地区医疗卫生服务能力和水平、推动西部地区卫生事业可持续发展、促进西部地区经济社会发展具有重要的指导意义。

4. 有助于政府科学决策

党的十八大报告提出，要健全权力运行制约和监督体系，坚持科学决策、民主决策、依法决策，健全决策机制和程序。卫生经济政策关系卫生事业的投入和发展，从经济学的角度和政府决策的高度，科学、系统地分析农村卫生经济政策对西部地区卫生事业发展和居民健康水平的影响，研究提出完善西部地区农村卫生经济政策的建议，对于推动政府在卫生领域的科学决策、促进西部地区农村卫生事业发展具有重要意义。

综上，研究西部地区农村卫生经济政策，对于全面建成小康社会、区域经济协调可持续发展、维护社会公平正义、实现政府科学决策等方面具有重要的现实意义。

二、国内外研究动态

近年来，随着政府对卫生事业重视程度的提高和"将健康融入所有社会政策（Health in all）"的理念倡导，国内外学者从不同角度对卫生事业与经济社会发展的关系以及相关的卫生经济政策进行了研究。本书从这两个角度对国内外研究动态进行了综述。

（一）卫生事业与经济社会发展的关系

1. 卫生事业发展对促进经济增长具有重要意义

健康投入不仅是社会的消费性支出，更是国家最重要的战略性投资之一。20世纪30年代美国经济大萧条期间，健康产业是极少数保持增长的产业。近年来，欧洲和美国政府经济刺激计划的重点投资领域之一就是卫生事业和健康产业。世界卫生组织宏观经济与卫生委员会的研究发现，改善基本卫生干预的卫生投资会带来6倍的回报。① 卫生部卫生发展研究中心与加拿大滑铁卢大学经济学家的研究也表明，中国新医改在卫生基础设施建设和医疗保障领域的投入能实现1∶8的投入产出效率。

2. 卫生事业发展是提高人群健康水平、促进社会生产力进步的重要保障

卫生服务的目标是通过利用卫生资源，为人民提供卫生服务，从而达到减少和预防疾病发生、治愈和康复身体的功能。世界卫生组织对健康的定义是，健康不仅是指没有疾病或病痛，而且是一种生理上、心理上和社会适应上的完全良好状态。② 具有身体和生理完好状态的人，是最有活力的人力资本，是社会发展最活跃的因素。健康的劳动者是社会的重要人力资本，加快卫生事业发展、提高人群健康水平将有助于进一步提高社会整体生产力水平，促进经济社会快速、协调发展。

3. 卫生事业和健康产业的发展对扩大就业具有重要意义

就业是民生之本。卫生事业和健康相关产业具有知识密集、技术密集和劳动密集的特点，是吸收新增就业人口的重要领域。美国劳工部2012年的统计表明，健康产业已成为美国最大的产业之一，可提供1430万个就业岗位，并将在2010—2020年新增560万个就业岗位，成为未来10年引领美国就业增长的主导产业。中国健康产业同样蕴含着巨大的就业机会。据测算，若按国际每千人口医疗服务人员的标准，中国尚需增加68万名医师、953万名护士、85万名药剂师和117万名牙医。如果能转化为实际的就业岗位，必将有力地促进全社会就业水平的提高。③

---

① 世界卫生组织：《第五十五届世界卫生大会世界卫生组织宏观经济与卫生委员会的报告》，2002年4月23日。

② 卢祖洵：《社会医学》，北京：人民卫生出版社，2008年，第35页。

③ 国家卫生计委卫生发展研究中心：《中国卫生发展绿皮书　医改专题研究》，北京：人民卫生出版社，2013年，第345页。

4. 发展卫生事业对增加居民消费具有重要意义

医疗保健支出是居民消费的重要组成部分，居民消费对社会发展具有重要推动作用。建立健全基本医疗保障制度，大力发展补充医疗保险，科学引导群众增加预防保健支出，能够最大限度地减少群众医疗性支出对其他消费形成的"挤出效应"，从而成为经济社会发展的重要推动力。

（二）对卫生经济政策研究具有指导意义的经济学基础理论

1. 福利经济理论

福利经济理论是现代西方经济理论的一个重要组成部分。福利又可称为社会福利，它是由国家以及各种社会团体通过各种公共福利设施、津贴、补助、社会服务以及举办各种集体福利事业来增进群体福利，以提高社会成员生活水平和生活质量的社会保险、社会救助和社会保障形成的。福利经济理论论证了国家举办社会福利的必要性以及政府应该采取的政策措施，为国家建立福利经济制度提供了理论依据，其形成经过了一个由否定社会救济制度到主张国家福利的发展变化过程。

在西方社会福利经济理论发展和制度变迁的进程中，凯恩斯的有效需求理论一度占据统治地位。凯恩斯认为，为了消除生产和消费之间的矛盾，必须通过国家财政促进总需求，并借助国家支出增加需求，进一步使需求和生产相适应，其中，增加社会保障开支是扩大政府支出的主要内容。他还认为国家应该干预社会的经济活动，通过扩大政府财政开支，增加社会有效需求，并把经济干预和调节的范围扩大到再生产的许多领域，包括国民收入的再分配领域。把扩大社会保障规模作为增加需求的重要途径，把社会保障制度作为政府宏观调控的经济工具，调节社会需求和消费结构，促进社会经济发展。

福利经济理论的最终目的是实现最高的社会经济效率、公平的收入分配，这也是福利经济学重要的社会目标。根据福利经济理论制定出的福利经济政策，可以带来经济稳定效应、收入分配效应和经济增长效应，最终实现社会经济福利最大化。

　　2. 帕累托最优理论

　　帕累托最优也称为帕累托效率、帕累托最佳配置，是博弈论中的重要概念，并且在经济学、工程学和社会科学中有着广泛的应用。提高经济效率意味着减少浪费。如果经济中没有任何一个人可以在不使他人境况变坏的同时使自己的情况变得更好，那么这种状态就达到了资源配置的最优化，这就是帕累托最优理论。

　　经济学理论认为，在一个自由选择的体制中，社会的各类人群在不断追求自身利益最大化的过程中，可以使整个社会的经济资源得到最合理的配置。市场机制实际上是一只"看不见的手"推动着人们从自利的动机出发，在各种买卖关系中，在各种竞争与合作关系中实现互利的经济效果。交易会使交易的双方都能得到好处。另一方面，虽然在经济学家看来，市场机制是迄今为止最有效的资源配置方式，可是事实上由于市场本身不完备，特别是市场的交易信息并不充分，因而社会经济资源的配置形成很多的浪费。

　　3. 公共选择理论

　　公共选择理论是一门介于经济学和政治学之间的新兴交叉学科，它是运用经济学的分析方法研究政治决策机制如何运作的理论。

　　公共选择理论认为，人类社会由两个市场组成，一个是经济市场，另一个是政治市场。在经济市场上活动的主体是消费者（需求者）和厂商（供给者），在政治市场上活动的主体是选民、利益集团（需求者）和政治家、官员（供给者）。在经济市场上，人们通过货币选票来选择能给其带来最大满足的私人物品；在政治市场上，人们通过政治选票来选择能给其带来最大利益的政治家、政策法案和法律制度。前一类行为是经济决策，后一类行为是政治决策，个人在社会活动中主要做出这两类决策。公共选择理论进一步认为，在经济市场和政治市场上活动的是同一个人，没有理由认为同一个人在两个不同的市场上会根据两种完全不同的行为动机进行活动，即在经济市场上追求自身利益的最大化，而在政治市场上则是利他主义的，自觉追求公共利益的最大化；同一个人在两种场合受不同的动机支配并追求不同的目标，是不可理解的，在逻辑上是自相矛盾的；这种政治经济截然对立的"善恶二元论"是不能成立的。公共选择理论试图把人的行为的两个方面重新纳入一个统一的分析框架或理论模式，用经济学的方法和基本假设来统一分析人的行为的这两个方面，从而拆除传统的西方经济学在经济学和政治学这两个学科之间竖起的隔墙，创立使两者融为一体的新政治经济学体系。

在卫生经济政策制定过程中，要充分依据福利经济理论、帕累托最优理论和公共选择理论等经济学基础理论，做好卫生资源的区域规划，使社会成本与私人成本平衡，社会效益与私人效益平衡，实现卫生资源的最优配置。

（三）卫生系统绩效评估

绩效评估是一个绩效信息收集、处理、沟通、使用和反馈的过程，是运用数理统计和运筹学方法，采用特定的指标体系，对照统一的评估标准，按照一定的程序，通过定量定性对比评估，对组织一定经营时期的经营效益和经营者业绩，做出客观公正和准确的综合评判。[1]

目前，国外对于卫生系统的评估主要是卫生系统绩效评估。

---

[1]　袁蓓蓓，贾莉英，王健等：《儿童医疗保险覆盖率扩大策略的系统评价》，《中国循证医学杂志》第 10 卷第 10 期，2010 年 10 月 15 日。

绩效是指与资源利用相关的目标实现程度。绩效评估应用最持久、最广泛并且技术上比较成熟的国家是英国，它是当年撒切尔政府克服官僚主义、提高行政效率和效能的重要组成部分。1983年，英国卫生与社会保障部第一次提出了较为系统的绩效评估方案，并将其应用于卫生管理部门和卫生服务系统的绩效评估。世界卫生组织在《2000年世界卫生报告》中，第一次提出了"卫生系统绩效评估"这个概念，并明确卫生系统绩效评估是指在既定环境中卫生系统目标的实现程度。2000年6月，世界卫生组织向全世界发布了对191个成员国的卫生系统绩效评估结果，并对191个成员国进行了排序。

　　1. 世界卫生组织卫生系统绩效评估框架

　　2000年6月，世界卫生组织发布《卫生系统改善工作增进绩效》的报告，提出了分析不同国家卫生系统绩效的框架。[①] 该框架包括三个主要目标：一是改善人群健康（健康结果），不仅是指降低疾病负担，还包括改善人群分布情况，减少健康状况分布的不公平性；二是满足人们除改善健康之外的普遍合理的期望（反应性），包括尊重个人的尊严、个人和家庭对自己健康和治疗的自主权和隐私权，以及卫生服务利用者的反应能力，如服务满意度、是否及时注意患者要求、卫生机构的基础设施和环境等；三是为疾病费用负担提供公平的筹资保障（公正性）。

　　在《2000年世界卫生报告》中，世界卫生组织认为卫生系统的三大目标可以确定为：健康、反应性和筹资公正性。世界卫生组织将健康和反应性都分成水平和分布两个层面，最终对卫生系统的评估分为健康的水平和分布、反应性的水平和分布以及筹资公正性等五部分。

　　从卫生系统的绩效来看，世界卫生组织在其提出的卫生系统

---

① WHO, *The Health Systems: Improving Performance*, 2000.

绩效框架中指出，卫生公平如健康公平、筹资风险保护是卫生系统的目标之一，上述目标受到卫生系统各因素的影响，其中筹资是卫生系统目标实现的重要因素。[①]

卫生系统绩效评估的具体方法是：赋予健康水平、健康分布、反应性水平、反应性分布和筹资公正性一定的权重，将五个领域的各项指标合成一个综合指标作为卫生系统的产出，以人均卫生总支出代表卫生系统资源投入情况，利用随机前沿生产模型，经过换算得出各成员国卫生系统达到的总绩效并对各国卫生系统绩效进行排序（见表0-1）。

表0-1 2000年世界卫生组织卫生系统绩效评估框架中五个领域的权重

	健康		反应性		筹资公正性
	健康水平	健康分布	反应性水平	反应性分布	
权重值	0.25	0.25	0.125	0.125	0.25

2. 其他国家（国际组织）卫生系统绩效评估框架

世界上许多国家（国际组织）都已经建立和发展了其卫生系统的绩效框架，用于监测、评价和管理卫生系统的绩效，从而保证系统的有效性、公平性、效率和质量。

经济合作与发展组织（Organization for Economic Co - operation and Development，简称OECD）在很多方面采用了世界卫生组织卫生系统绩效评估框架的内容。经济合作与发展组织提出的卫生系统绩效评估框架包含三个主要目标：健康的改善/结果、反应性和可及性、筹资贡献和卫生支出。用上述三个目标的平均水平测量"效率"，它们的分布用"公平"指标表示。

澳大利亚卫生部于1999年8月成立了国家卫生绩效委员会

---

① Cathy Schoen, Sabrina K. H. How, *National Scorecard on US Health System Performance*：*Technical Report*，2006.

（The National Health Performance Committee，简称 NHPC），负责发展和完善国家卫生系统绩效评估框架，以及制定相应的绩效指标。澳大利亚国家卫生系统绩效评估框架建立在健康决定因子模型基础上，它强调影响卫生服务的投入、过程、产出和结果变量。框架分为三个层次：健康状况和结果、健康决定因子以及卫生系统的绩效。这三个部分都考虑了公平性问题。目前卫生系统绩效评估框架已成为澳大利亚预测卫生系统发展趋势、利用系统各层数据和信息制定最佳标准、解决卫生系统问题以及促进卫生系统发展的有效工具。

英国国家卫生服务绩效评估框架是建立在平衡记分法基础之上的。该框架认为卫生系统绩效评估是多维的，涉及六个领域，具体指标根据每个领域的目标制定，包括投入、过程、产出和结果指标。

美国有许多仍处于发展中的卫生系统绩效评估框架。国家级的框架包括人口健康改进模型和国家卫生服务质量报告，非国家级但广泛使用的框架包括健康计划用户评估研究（CAHPS）和健康雇主数据信息集（HEDIS）。国家卫生服务质量报告是一个概念化的框架，用来测量美国卫生系统在提供高质量医疗卫生服务方面的绩效。除此之外，2006 年，美国的联邦基金（The Commonwealth Fund）提出用"国家记分卡（National Scorecard）"评估美国卫生系统绩效的方法，并从健康结果、质量、可及性、效率和公平性五方面对美国卫生系统绩效进行了评估。"国家记分卡"以美国医学研究所的年度报告为基础，该评估共包括 37 项指标，分别计算美国的得分以及基准得分，最后计算美国得分与基准得分之比，将其作为最终得分。

加拿大政府部门常采用卫生系统绩效评估的概念框架反映卫生资源的效果，即人群健康状况的改善。加拿大卫生系统绩效评估框架是加拿大卫生信息路标行动指标框架的一部分，用以回答两个问题：人的健康如何以及卫生系统表现如何。路标行动建立在人群健康模型的基础上，它将健康指标框架概念化为四个维度：健康状况、健康的非医学决定因子、卫生系统的绩效及社区和卫生系统的特征，其中卫生系统绩效由八个子维度构成。这一概念框架包括卫生投入、各项活动、卫生产出和健康结局四个方面。基于该框架，加拿大财政委员会建立了初级卫生保健绩效评估的逻辑模型，从投入（资源）、活动、产出、短期（直接）结果、中间（间接）结果和最终结果六个方面进行评估。其中，投入（资源）、活动和产出反映了初级卫生保健的效率，可通过内部控制和管理加以调节；短期（直接）结果、中间（间接）结果和最终结果反映了初级卫生保健的成效，受到外部因素的影响。该逻辑模型认为，最终的结果是卫生系统内部很难控制的，其他相关部门或整个社会经济发展状况都会对健康产生影响，因此将影响健康的外部因素纳入评估框架（见表0-2）。

表0-2 主要国家（国际组织）卫生系统绩效评估涉及的维度

国家/国际组织	卫生系统绩效评估涉及的维度
世界卫生组织	健康的水平和分布、反应性的水平和分布以及筹资公正性
经济合作与发展组织	健康的改善/结果、反应性、公平性（健康结果、可及性、筹资）和效率（宏观和微观效率）
澳大利亚	有效性、适宜性、效率、反应性、可及性、安全性、连续性、能力和可持续性、公平性
英国	健康改善、公平的可及性、有效使用适合的卫生服务、效率、病人和看护者的经历、英国国家医疗服务系统的卫生服务结果
美国	有效性、安全性、以病人为中心、及时性
加拿大	可接受性、可及性、适宜性、能力、连续性、有效性、效率和安全性

3. Donabedian 卫生服务质量评估框架

1966 年，Donabedian 描述了从结构、过程和结果三个方面来评价卫生服务质量。该框架将医疗卫生服务看成一个由结构、过程和结果构成的系统，其中结构反映了卫生系统提供服务的能力，主要包括卫生服务提供者的技术配备、资源分布结构和组织结构等；过程是指卫生服务的活动顺序和协调水平，包括服务提供者如何提供服务和消费者怎样获得服务两大方面，是供需双方交互作用的过程；结果是指人群健康状况因卫生服务而出现的净变化。三者的关系是，结构要素使过程要素成为可能，过程要素促使产生短期结果（中间结果），最终促使产生健康结果。

（四）典型国家卫生资源配置模式

1. 英国——政府主导型

英国的医疗服务体系分为初级卫生保健、二级医疗服务和三级医疗服务三个层级。就诊的病人必须经过初级保健才能转诊到二级医疗服务，疑难杂症顺次转至三级医疗服务。初级卫生保健服务是英国医疗服务体系的主体，起到守门人的关键作用，主要由全科诊所提供。全科诊所属于私营性质，不隶属于任何政府部门。政府部门对全科诊所按照区域进行管理，从全科诊所那里为居民购买初级保健服务，并通过协议对他们提供的服务进行监管。全科诊所一般由全科医生、护士和接待员组成，条件较好的诊所还包括注册助产士。英国医疗服务体系规定：每个居民都要从居住地周围的全科诊所中指定一位全科医生作为自己的家庭医生，负责自己日常的卫生保健。大多数患者都必须持有全科医生的转诊单才能转到二级医疗服务机构就诊。二、三级医疗服务由医院提供，医院通常不开设普通门诊，只开设专科门诊和住院服务。通常只有二、三级医疗机构才提供急诊服务。医院的专科医师根据全科医生的转诊单了解病人的病史给予对症治疗，检查结果及病历可以互认。病人出院时，医院医生会把出院后的康复注意事项转交病人的全科医生。如果病人的病情严重，二级医院的专科医师会请本专科的专家会诊，或进入三级医疗服务范畴。英国的三级医疗服务是指临床专业上解决特殊疑难杂症的最高专家服务。提供三级医疗服务的主要是大型医学中心、教学医院或专科医院等，专科医院不负责一般诊疗服务。英国公共卫生服务体系主要包括中央公共卫生机构、地方公共卫生机构及一些私营卫生机构。绝大部分的公共卫生服务，如疾病预防、精神卫生、家庭卫生保健等由各地区及地段公共卫生机构组织实施，职业卫生服务则由企业与地方卫生部门联合开展。

英国建立的医疗卫生服务体系中，政府发挥着主要的作用，投入也较多。2011 年，英国的卫生总费用占国内生产总值的9.3%，卫生总费用中政府一般性卫生投入占82.7%，个人卫生支出占17.3%。2012 年全国共拥有 17.26 万名医生和 59.12 万名护士，医护比为 1 : 3.4，每千人口医生数和护士数分别为2.8人和9.5人，每千人口床位数为3张。

2. 德国——政府市场复合型

德国的医疗卫生服务体系分为四个部分：一是开业诊所，主要负责一般门诊检查、咨询等，大部分为全科医生；二是医院，主要负责各种形式的住院服务，[1] 包括由政府直接投资举办管理或由大学代管的公立医院、由教会和慈善机构管理的非营利性医院以及私立营利性医院；三是康复机构，主要负责经医院治疗后的康复；四是护理机构，主要负责老年以及残疾者的护理。[2] 德

① 张录法，黄丞：《医疗卫生体系改革的四种模式》，《经济社会体制比较》第1 期，2005 年 1 月 25 日。

② 曲玉国：《国外医疗卫生服务提供合作机制的比较研究及借鉴意义》，《中国医疗前沿》第 7 期，2009 年 4 月 4 日。

国政府鼓励病人到全科医生的开业诊所进行首诊，如有必要再转至医院进行住院手术，治疗完毕后，转至康复机构和护理机构，或由病人的全科医生负责接回进行术后治疗。德国的公共卫生服务体系是由联邦、州和县三级政府的卫生行政主管部门直接完成的，有自下而上的信息传递体系及反应处理体系，在若干地区设有联邦专门的治疗机构和相关处理体系。

德国的卫生资源由政府和市场共同配置。2011 年德国的卫生总费用占国内生产总值的 11.1%，卫生总费用中政府一般性投入占 75.9%，个人卫生支出占 24.1%。德国医疗卫生资源配置科学合理，实现共享，利用效率高，如数十家个体诊所共用一个检验室和辅助检查设备、地区间医院均实行大型诊断仪器集中配置、共享一个中心实验室等。2012 年，全国共有 30.5 万名医生和 94.1 万名护士，医护比为 1：3.1。每千人口医生数和护士数分别为 3.7 人和 11.4 人，每千人口床位数为 8.2 张。

3. 美国——市场主导型

美国的医疗卫生服务体系分为两个层级：第一级是由家庭医生组成，承担病人的初级治疗；第二级是由各种形式的医院组成，承担病人的基本治疗和高级治疗。美国非常重视发展社区医疗，全国由社区投资兴办的中小型综合医院和专科医院占医院总数的 80%，主要任务是为急性病和外转患者提供短期治疗。美国私立医疗机构约占医院总数的 73%，其中约 85% 是私立非营利性医疗机构，除提供基本医疗服务外还提供各种高级治疗和护理服务。公立医疗机构约占医院总数的 27%，主要为弱势群体提供基本医疗服务，多为设立在农村和边远地区的社区医疗中心。

美国的公共卫生服务体系中，卫生与人类服务部（HHS）是美国联邦政府主要的公共卫生执法机构，下设机构主要有国立卫生研究院（NIH）和疾病预防与控制中心（CDC）等。HHS

负责领导和规划全国的公共卫生事业，包括与其他立法部门一起修订国家公共卫生体系法案、编制年度卫生财政预算及规划等，是美国公共卫生的"司令部"。美国 50 个州和 5 个特区多设有州立卫生局或卫生部，负责向州政府和议会提供卫生政策咨询和建议。另外，全国大约有 3000 个地方性公共卫生机构，卫生委员会是最重要的执行机构，负责具体的公共卫生事务，包括人群免疫、儿童保健等。

美国的卫生资源配置主要是由市场发挥主导作用。美国的卫生保健体系行政上不受政府部门控制，其融资和提供服务主要是通过私人渠道，2011 年，美国卫生总费用占国内生产总值的 17.9%，由雇主提供的私人融资占卫生保健总支出的 54.1%，而政府融资只占 45.9%。2012 年，全国共有 75 万名医生和 292.7 万名护士，医护比达到 1:3.9，每千人口医生数和护士数分别为 2.4 人和 9.8 人，每千人口床位数为 3 张。

4. 新加坡——公私功能互补型

新加坡的医疗卫生服务体系由公立和私立两个系统组成。公立医疗机构包括国家公办医院、6 家专科诊疗中心以及 16 家综合诊所，主要提供部分卫生保健服务和 80% 的住院服务。[1] 私立医疗机构包括 13 家私立医院和 1900 多家私人诊所，承担了 80% 的初级卫生保健工作。[2] 新加坡实行严格的双向转诊制度，病人首先在社区医院就诊，如果社区医院没有能力治疗，再转到大型的综合医院，病人选择到公立医院就诊必须由综合诊所转诊。

---

[1] 信紫微：《我国医疗卫生服务供给模式研究》，《劳动保障世界》第 10 期，2008 年 10 月 15 日。

[2] 徐芬，李国鸿：《国外医疗服务体系研究（二）》，《国外医学·卫生经济分册》第 4 期，2005 年 12 月 30 日。

新加坡的卫生资源配置规划，主要通过引入市场竞争机制，由两大集团按企业化模式运行，负责对下属医院的统一规划与功能整合、对集团内部资源的统一调配等，并从医院绩效和审计两方面进行管理，属于非营利性质。2011 年，新加坡卫生总费用占国内生产总值的 4.6%，卫生总费用中政府一般性卫生投入占31%，个人卫生支出占 69%。2012 年，全国共有 8819 名医生和2.9 万名护士，医护比例为 1∶3.2。每千人口医生数及护士数分别为 1.9 人和 6.4 人，每千人口床位数为 2.7 张。

（五）农村卫生经济政策的分类

农村卫生经济政策是指在农村地区，针对农村医疗卫生机构实施的有关卫生资金筹集、分配使用和支付以及卫生资源配置、开发和利用等方面的政策。目前，中国农村卫生经济政策主要包括以下几方面内容：

1. 农村卫生服务需求与卫生资源供给

卫生资源的总量和规划配置是影响卫生服务提供和利用的重要因素，对卫生服务需求和供给的分析是制定卫生经济政策的重要依据。农村卫生经济政策须立足于农村卫生服务的供求现状，着力调节农村卫生资源的供求关系。目前中国农村地区卫生服务需求和供给的经济政策主要体现在卫生投入的内容和形式上，包括对农村医疗卫生机构的基础设施投入、对农村卫生人才的培养以及对农村医疗卫生机构的补偿等方面。

2. 农村医疗卫生机构的补偿政策

新医改以来，政府进一步完善了对农村医疗卫生机构的财政补偿制度。2009 年 7 月，财政部、卫生部等五部委联合印发的《关于完善政府卫生投入政策的意见》中，对政府卫生投入的基本原则、范围和方式、各级政府的投入责任以及管理监督等方面做出了具体规定，并明确提出中央和地方政府都要增加卫生投入、政府卫生投入增长幅度要高于经常性财政支出增长幅度以及政府卫生投入占经常性财政支出和卫生总费用的比重逐步提高等。对政府举办的农村医疗卫生机构的人员经费和业务经费等运行成本通过服务收费和政府补助补偿。政府补助按照"核定任务、核定收支、绩效考核补助"的办法核定,探索实行收支两条线管理。2010 年,《关于建立健全基层医疗卫生机构补偿机制的意见》中提出,要建立对农村医疗卫生机构的多渠道补偿机制,对农村医疗卫生机构开展的基本医疗服务、基本公共卫生服务给予不同形式的补偿,推进农村医疗卫生机构综合改革。2011年,发展改革委、财政部和卫生部等三部委联合印发的《关于清理化解基层医疗卫生机构债务的意见》中进一步明确,要对政府举办的乡镇卫生院和社区卫生服务机构在发展建设过程中形成的长期债务进行化解,并规定了偿债渠道。

3. 农村健康保障制度

农村健康保障制度是农村居民的就医保障,也是农村医疗卫生机构的重要补偿渠道。我国的农村健康保障制度起源于合作医疗制度,2003 年以来,中央政府启动了新型农村合作医疗,建立了政府和农民共同筹资的农村健康保障制度,通过政府补助、参合农民自愿的形式,逐步缓解了农村居民就医困难的问题,有效减轻了农村居民的就医负担。

建立健全全民覆盖的医疗保障体系是新医改的重要内容之一。2013 年,新农合已基本覆盖了中国的农村人口,筹资水平也在不断提高,人均筹资总额从 2003 年的 20 元提高到 2013 年的 300 元,农村医疗保障水平显著提高,农村居民受益明显。

4. 农村医疗卫生机构相关经济政策

改革是医疗卫生机构自我完善、提高服务能力的重要保证。中国农村医疗卫生机构的改革,很大程度上需要通过经济激励作用来实现机构内部和系统内部的协调发展。新医改以来,政府对农村医疗卫生机构的管理机制、用人制度和分配制度等方面进行了大量的改革探索，实施县级公立医院改革和基层综合改革，有效推动了农村医疗卫生机构的改革和发展。

三、研究目的、内容和方法

（一）研究目的

本书通过对农村卫生经济政策相关理论的研究，从宏观经济学视角入手，根据卫生筹资理论框架，从卫生资金的筹集、分配使用和支付三个层面梳理了新医改以来实施的农村卫生经济政策，重点选择政府对农村医疗卫生机构的基础设施建设投入、运行补偿投入、医疗服务价格调整、新农合筹资补偿和支付等内容进行分析，并以贵州和云南部分县作为典型案例剖析，在此基础上构建西部地区农村卫生经济政策理论框架，提出适宜西部地区农村医疗卫生机构发展的相关政策建议。

（二）研究内容

本书以卫生经济政策相关理论为支撑，梳理了中国农村卫生经济政策，并根据西部地区卫生事业发展的特点，分析和总结了西部地区卫生事业发展中存在的困难和问题，同时结合新医改的重点领域，从宏观经济学角度研究提出了西部地区农村卫生经济政策的理论框架和几个重点问题（见图0－1）：

1. 农村卫生经济政策相关理论研究

通过文献查阅和理论研究，了解卫生筹资、医疗卫生机构运行补偿、医疗保障制度等卫生经济政策和理论，分析卫生经济政策对医疗卫生机构发展的重要作用，构建农村医疗卫生机构可持续发展的卫生经济政策理论框架。

2. 农村医疗卫生机构基础设施建设投入政策分析

以西部地区为重点，梳理了 2001 年以来国家对农村医疗卫生机构基础设施建设的投入，评估了建设成效，对基础设施建设资金投入的绩效进行了验证，并通过分析西部地区农村医疗卫生机构建设中存在的突出问题和薄弱环节，对农村医疗卫生机构基础设施建设政府适宜投入总量进行了预测，进而提出了相应建议。

3. 西部地区农村医疗卫生机构运行补偿机制研究

梳理了新医改以来农村医疗卫生机构的运行补偿机制，重点从农村医疗卫生机构可持续运行的角度，分析不同地区在实施基本药物制度和医疗服务价格调整等政策时存在的问题，并对其实施效果进行了评估。

4. 西部地区新农合筹资和补偿政策分析

分析医疗保障制度对农村医疗卫生机构运行和补偿的影响，结合西部地区新农合的筹资水平、基金补偿力度和农村居民卫生服务利用等，提出适宜西部地区并确保参合农民满意、医疗机构可持续发展、新农合基金安全的新农合筹资、补偿、支付方式的改革建议。

5. 融入西部地区经济和社会发展的卫生经济政策

在前述各项研究的基础上，结合深化医药卫生体制改革的大背景，探讨适宜西部地区农村医疗卫生机构发展的卫生经济政策，包括政府卫生投入的总量和结构、投入方式及改革措施，并从卫生系统的绩效和经济社会可持续发展的角度提出相应政策建议。

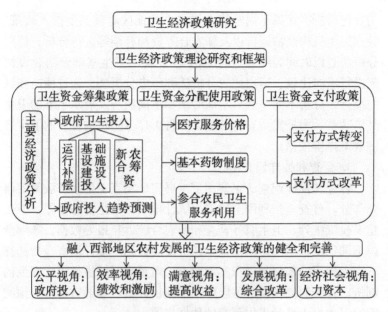

卫生经济政策研究

卫生经济政策理论研究和框架

卫生资金筹集政策　卫生资金分配使用政策　卫生资金支付政策

主要经济政策分析

政府卫生投入

运行补偿　基础设施建设投入　新合　农筹资

政府投入趋势预测

医疗服务价格

基本药物制度

参合农民卫生服务利用

支付方式转变

支付方式改革

融入西部地区农村发展的卫生经济政策的健全和完善

公平视角：政府投入　效率视角：绩效和激励　满意视角：提高收益　发展视角：综合改革　经济社会视角：人力资本

图0-1　研究的技术路线

（三）研究方法

1. 文献分析法和内容分析法

文献分析法和内容分析法主要用于本书的理论研究部分。文献分析法主要是指搜集、鉴别、整理文献，并通过对文献的研究，形成对事实科学认识的方法。内容分析法是指用自然科学研究的方法，进行历史文献内容的量化分析。运用文献分析法和内容分析法，可以对相关的文献和理论进行梳理和分析，了解相关基础数据和政策，为构建农村卫生经济政策研究理论框架提供支撑。

2. 比较分析法和历史分析法

比较分析法和历史分析法主要用于本书三个重点卫生经济政策的研究部分。比较分析法是在空间维度上以地区为标准进行横向对比分析，选择不同经济发展水平的地区对其卫生投入政策、医疗卫生机构经济运行以及新农合筹资和补偿等进行分析；历史分析法是以时间为线索，对 2001 年以来的卫生基础设施建设情况进行纵向比较。运用比较分析法和历史分析法，通过横向和纵向梳理，分析不同地区、不同时期和不同经济发展水平下的卫生经济政策，为提出适宜西部地区农村医疗卫生机构发展的卫生经济政策提供依据。

3. 普查和抽样调查法

普查和抽样调查法主要用于本书三个重点卫生经济政策的研究部分。普查是指利用全国卫生统计报表、卫生财务年报、卫生建设投资统计、卫生服务调查和新农合统计年报等数据，掌握全国不同年度、不同地区的卫生经济发展数据。抽样调查是指选择云南和贵州的部分县进行实地调查，对重点问题进行深入细致的剖析。普查和抽样调查可以为本书提供详实可靠的数据，为预测政府卫生投入总量提供可靠的数据支撑。

4. 因素分析法和趋势外推法

因素分析法和趋势外推法主要应用于本书政府投入总量预测部分。因素分析法是利用统计指数体系分析现象总变动中各个因素影响程度的一种统计分析方法，能够使研究者把一组反映事物性质、状态、特点等的变量简化为少数几个能够反映出事物内在联系的、固有的、决定事物本质特征的因素。趋势外推法是一种运用逻辑思维进行推理达到预测目的的重要方法。它以预测的连续原理作为基本依据，根据事物发展具有规律性的特点，认为人们只要能够正确地把握事物的历史和现在的发展情况，就可以循着这个线索推测它的未来发展趋势，是一种探索型的预测法。通过因素分析法和趋势外推法，为本书的政策研究及建议提供科学的数据结论支撑。

四、研究的创新点

1. 运用世界卫生组织卫生筹资理论框架，形成研究思路

本书的第一个创新点是，从宏观经济学的角度，运用世界卫生组织提出的卫生筹资理论框架，从卫生资金的筹集、分配使用和支付三个方面对卫生经济政策进行梳理，深入分析西部地区农村卫生经济政策的实施效果，提出融入西部地区经济社会发展的农村卫生经济政策建议。

2. 运用世界卫生组织卫生系统绩效评估框架，进行绩效评价

本书的第二个创新点是，运用世界卫生组织卫生系统绩效评估框架，对新医改以来实施的农村卫生经济政策进行绩效评价，分析西部地区政府卫生投入的公平性、医疗卫生机构运行的效率和可持续性以及医疗保障制度的公平性和满意度，进而提出完善西部地区农村卫生经济政策的建议。

3. 运用科学的研究方法，开展分析和预测

本书第三个创新点是，交叉运用文献分析法、比较分析法和因素分析法等方法，根据全国统计数据和卫生财务年报，结合在典型地区的调查研究，科学测算适宜的政府卫生投入总量，并提出相应的政策建议。

五、有待进一步研究的问题

在保障人民群众基本医疗卫生服务的基础上，如何满足其对健康的多样化需求，仍然面临许多问题和挑战。随着新医改的深入推进，在卫生领域促进社会资本办医、发展健康产业已成为下一步卫生事业发展需要关注的重点领域之一。随着社会资本的不断涌入，原有的以公立医疗卫生机构为主体的医疗卫生服务体系

格局发生了较大变化。市场在卫生资源配置中作用愈加明显，在一定程度上动摇了长期以来形成的政府在卫生投入中的主导地位。在新形势下，还需深入研究卫生领域中政府和市场在卫生资源配置中的地位与作用，进一步界定政府和市场各自发挥作用的范围并协调其协作关系。

新医改以来出台的多项卫生经济政策，涉及卫生领域的各个方面。本书在卫生筹资理论框架下，从卫生资金筹集、分配使用和支付三个层面对新医改以来在西部地区实施的农村卫生经济政策进行了梳理和效果评价，但未对其中涉及的多项卫生经济政策之间的交互关系进行深入分析，造成对卫生经济政策的效果评价可能存在一定的片面性。因此，还需进一步研究西部地区经济社会环境下不同卫生经济政策之间的交互关系，剔除政策的交互作用，对卫生经济政策的实施效果进行客观的分析评价，降低决策偏倚。

第一章 农村卫生经济
政策理论综述

卫生经济政策是卫生领域有关卫生资金运行的相关政策，关系到卫生资金的筹集、分配使用和支付，是卫生政策的核心和卫生事业发展的重要保障。宏观经济学十分重视政府宏观调控对经济社会发展的重要作用。从宏观经济学的视角研究卫生经济政策，可充分发挥政府对医疗卫生机构投入的总体调控作用。本章从卫生经济学和卫生经济政策的概念和内涵入手，从宏观经济学视角出发，构建了农村卫生经济政策研究的理论框架，在此基础上，梳理了新医改以来实施的主要农村卫生经济政策，形成了本书的研究思路。

第一节 宏观经济学视角下的卫生经济政策

国家的经济政策是政府对经济社会发展的宏观调控策略，其制定须遵循宏观经济学的原则。宏观经济学认为，政府和市场是调节国民经济发展的两种手段，政府在提高效率、促进更公平的收入分配和追求经济增长与稳定的宏观经济目标方面承担着重要职能。

政府的卫生投入政策是卫生经济政策的核心内容之一，是卫生事业的主要筹资来源，也是充分发挥医疗卫生事业公益性的重要体现。狭义的卫生筹资主要是指卫生资金的筹集，包括卫生资金的来源渠道、各渠道具体内容、数量比例等；而广义的卫生筹资不仅包括卫生资金的筹集，还包括卫生资金的分配和使用，也就是说，既要研究卫生资金的来源渠道和各渠道的数量，还要研究卫生资金的去向和数量以及资金的使用效率、公平性等问题。从世界各国卫生筹资实践来看，目前主要有税收、社会健康保险、社区健康保险和现金支付等几种筹资机制。

政府财政对卫生事业的投入是国民收入再分配的重要组成部分，资金通过国民收入再分配进入国家预算，并成为文教卫生预算支出的一部分，由财政划拨进入卫生领域。因此，从宏观经济学视角和卫生筹资来看，卫生事业的运行应符合宏观经济学规律，政府调控也应在卫生经济政策领域起到重要作用。

一、宏观经济学重视政府对经济发展的宏观调控作用

市场和政府是经济发展过程中的两个重要手段。凯恩斯是宏观经济学的创始人之一，他认为，宏观的经济趋向会制约个人的特定行为，维持整体经济活动数据平衡的措施可以在宏观上平衡供给和需求，仅凭市场经济的自发调节，不能解决社会有效需求不足和严重的失业问题，要保证"充分就业"和"经济繁荣"，必须由国家出面对经济进行干预。他们主张实行赤字财政，发行公债和执行通货膨胀政策，依靠扩大政府财政开支、加速国民经济军事化等来刺激私人投资，扩大生产，增加就业，扩大消费需求。

受凯恩斯主义和经济危机影响，20 世纪 80 年代以来，西方国家政府开始重视制定宏观经济政策，以促进经济增长与生产率提高等长期目标的实现。在政府弥补市场的作用方面，一致认为政府在提高效率、促进更公平的收入分配和追求经济增长与稳定

的宏观经济目标方面有重要职能（见表1-1）。[①]

表1-1　政府能弥补市场的缺陷

市场经济不灵	政府干预	政府重要的政策应对
非效率		
垄断	鼓励竞争	反托拉斯法，放松管制
外部性	干预市场	反污染法、反烟尘法
公共品	鼓励有益的活动	
不公平		
难以接受的收入与财富的不平等	收入再分配	收入和财富的累进税 收入支持或转移支付计划（如医疗补助等）
宏观经济问题		
商业周期（高通货膨胀率和高失业）	通过宏观政策稳定经济	货币政策（如调整货币供给和利率） 财政政策（如税收和支出计划等）
低速经济增长	刺激经济增长	改善税收制度的效率 通过减少预算赤字或增加预算盈余来提高国民储蓄率

　　此后，所有发达的工业化社会的经济形态逐步演化为混合经济，即市场决定大多数私人部门产品的价格与产量，而政府则运用税收、支出和货币管理计划来调控总体经济的运行。政府逐步被赋予越来越多的经济职能，如管制经济，征收所得税，向老人、失业者、贫困人群提供社会保障等，这种新的制度也被称为福利国家制度，即由市场调节日常经济生活中的具体活动，由政

---

① 萧琛，保罗·卡缪尔森：《宏观经济学（第十九版）》，北京：人民邮电出版社，2013年，第37页。

府维持社会秩序、管理退休金和医疗保险以及为贫困家庭提供救济等。

二、卫生投入是国民收入再分配的重要内容

国民收入是指一国生产要素（包括土地、劳动、资本和企业家才能等）所有者在一定时期内提供生产要素所得的报酬，即工资、利息、租金和利润等的总和。国民收入是反映一个国家国民经济发展水平的综合指标，也可以反映社会再生产及其最终结果。在不同的社会制度下，国民收入反映不同的社会经济关系。人均国民收入则是直接反映这个国家社会生产力发展水平和人民生活水平的综合指标。

国民收入在生产出来以后，要进行分配，分配过程分为初次分配和再分配。初次分配是在参与直接生产过程中的各方面当事人之间进行的。再分配则是在初次分配的基础上，在物质生产领域和非物质生产领域之间、在国民经济各部门之间、各部分人之间进行的。在非物质生产领域从事活动的人，如国家行政人员、军人、文化和艺术工作者、教师、医务人员等，他们的收入是通过国民收入再分配形成的。国民收入再分配一般借助于税收、价格、保险费和国家预算等经济杠杆进行。通过国民收入的初次分配和再分配，形成各个阶级、各个社会集团、各部分人、各个部门、各个方面的最终收入，最后作为消费基金和积累基金分别用于消费和积累。国民收入再分配，主要通过下列途径来进行（见图 1 -1）：

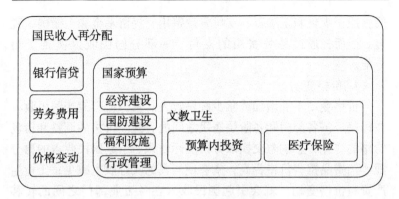

图 1-1　国民收入再分配

1. 国家预算

国家预算是国家制定的年度财政收支计划，它是国民收入再分配的主要途径。首先把各个部门上缴的税金集中起来，形成国家预算收入，然后通过预算支出形式，用于经济建设、文教卫生、国防建设、福利设施和行政管理等方面。

2. 银行信贷

银行信贷是在不改变资金所有权的条件下，把社会闲置的资金和货币集中起来，然后向单位、企业或个人发放贷款。这就改变了资金使用的主体、使用的方向、使用的时间，从而对国民收入进行了再分配；同时，通过差别利率，信贷机构获得了利润，可用于充实信贷资金、提留信贷企业基金、支付职工工资等。存款者和贷款者的收入也由于差别利率得到调整，使一部分国民收入在工商企业、职工和居民之间进行了再分配。

3. 劳务费用

在社会主义分工体系中，有一部分劳动者用自己提供的劳务，来满足人民生活的需要。享受各种劳务的劳动者，用自己的收入支付各种劳务费用。提供劳务活动的单位，在得到劳务费用后，用于支付职工工资、支付管理费用、提留基金和上缴国家税金。因而，通过劳务费用的支付，一部分国民收入实现了再分配。

4. 价格变动

价格变动不能增加或减少国民收入总量，但会改变国民收入在国民经济各部门和各阶层居民之间的分配。价格的调整和市场价格的变化，影响着交换双方的实际收入，引起国民收入的再分配。消费品销售价格提高，就会使居民的实际收入减少；工业生产资料价格变动，就会引起国民收入在各工业部门之间的转移等。由此，国民收入在国家、部门、企业、职工和农民之间实现了再分配。

三、政府卫生支出对经济增长具有明显的正向影响

凯恩斯在其 1936 年发表的《就业、利息和货币通论》一书中创造性地提出了国民收入决定理论，其含义是指均衡的国民收入水平是由总需求与总供给相互作用决定的。总供求均衡决定国民收入及就业和价格水平。在两部门经济中，国民收入及就业和价格水平取决于消费和投资（即储蓄）需求，三部门经济中国民收入由消费、投资（即储蓄）和政府支出（即税收）决定，四部门的国民收入由消费、投资、政府支出和净出口决定。消费取决于收入和消费倾向，投资取决于资本边际效率和利率。

在消费倾向的基础上，凯恩斯提出了乘数理论，即投资变动给国民收入带来的影响，要比投资变动更大，这种影响往往是投资变动的倍数。在一定的边际消费倾向条件下，投资的增加（或减少）可导致国民收入和就业量若干倍地增加（或减少）。宏观经济学认为，投资增加可以使国内生产总值（即收入）成倍增加。因为有了投资，就需要增加生产资料的生产和增加劳动

力，就业就增加了，企业和工人就可以增加收入。企业和工人再把新增加的收入用于生产消费和生活消费，又可以转化为另外一些企业和工人的收入。如此循环往复，投资的增加可以导致收入的成倍增加和消费需求的成倍增加。2000 年杜乐勋教授利用分布滞后模型研究卫生服务消费对国内生产总值的投资乘数作用发现，政府财政支出对国内生产总值的总影响（反应系数之和）是 2.24，我国政府各项支出从需求方对扩大 GDP 的总影响中，卫生事业费的影响排第二位，为 2.34。[①] 郭平等人 2011 年利用内生增长模型框架进一步论证了政府卫生支出与经济增长的关系，认为政府卫生支出具有双重身份。这既是政府公共投资，又是对健康人力资本的投资。在中国这样一个处于转型期的发展中国家，政府卫生支出对经济增长具有正向的影响，表现在政府卫生支出对经济增长的弹性系数是 0.0831，对应的投资乘数是 6.04，即对卫生事业的 1 元投入能够获得 6.04 元的国民经济收入增长。[②]

第二节 卫生经济政策的理论框架

卫生经济政策是社会经济政策的重要组成部分，其核心是卫生资金的筹集、分配使用和支付。卫生事业与其他社会事业相比具有其行业特殊性，因此卫生事业的发展既遵循一般经济理论，如福利经济理论、帕累托最优理论和公共选择理论等，也有其特

---

① 杜乐勋，注意卫生保健消费需求对投资乘数的影响。中国卫生资源，2000 (1)：6－9

② 郭平等，内生增长模型下政府卫生支出对经济增长的贡献分析。统计与决策，2011 (7)：94－97

殊的经济政策理论。

本节从卫生经济政策的概念出发，阐述了卫生经济政策的范畴和主要内容，并在此基础上形成了本书的理论框架。

一、卫生经济学的概念

卫生经济学研究卫生、人口和经济发展之间的互相制约和互相联系。马克思主义认为，人类社会的生存和发展，要有两种生产，即人口的生产和物质资料的生产。这两种生产之间，存在着十分密切的联系。它们互相依存，互相制约。物质资料的再生产，要以劳动人口的再生产为前提；人口的再生产，也要以一定的生产资料和生活资料为前提，人口生产和物质生产之间的互相制约和联系，要经由许多渠道。人口的再生产，就是维持和延续生命。医疗卫生和环境保护，是生命活动正常进行的重要条件。

医疗卫生事业，通过对人类生命活动的调节，特别是对有劳动能力的人口的生命调节，对经济社会的发展起着重大的作用；而经济社会的发展，又通过对卫生事业的人力投资和技术投资，在很大程度上决定卫生事业的发展，进而对人口的再生产，包括劳动力的再生产产生重大的影响。所以，卫生经济学就是研究人口生产和物质生产之间如何通过卫生事业这一渠道相互制约和相互影响的。卫生经济学研究卫生系统在提供卫生服务时发生的经济关系和经济活动。卫生经济学的任务，就是揭示上述经济关系和经济活动的规律，以便最优地筹集、开发、分配和使用卫生资源，达到提高卫生经济效益和社会效益的目的。卫生经济学的研究内容包括卫生事业的性质和地位、卫生服务中市场与政府的作用、健康保障制度和卫生筹资等。[①]

---

① 程晓明：《卫生经济学》，北京：人民卫生出版社，2003年，第6-7页。

二、卫生筹资在卫生体系发展中的作用

卫生事业的发展，离不开各方对卫生的投入。卫生服务体系是卫生事业的主要服务提供方，是决定社会卫生发展水平的重要方面。从卫生服务体系角度来看，建设什么样的卫生服务体系，至少需要考虑四个方面的因素：健康需要、公平和效率、服务质量、体系发展历史和现状。① 个人和家庭对卫生服务的需要和利用选择受到年龄性别、健康行为等社会因素的影响，同时也受到医疗服务质量、筹资公平和服务效率等影响（见图 1 - 2）。

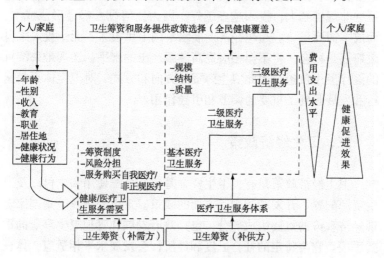

图 1 - 2　卫生服务体系的要素构成

卫生筹资在卫生服务体系的发展过程中起到了关键引导作

---

① 孟庆跃：建设以人为本的卫生服务体系中国卫生政策研究，2015（10），1 - 4.

用。卫生投入的方向决定了卫生服务体系的公平和效率。需方和供方是卫生服务的两个方面，对需方的投入，如基本医疗保险、基本公共卫生服务等，能够提高居民的风险分担能力，保证居民的健康需要能够及时转化为需求，使卫生服务的可及性得到提高；对供方的投入，保证了一级、二级和三级医疗卫生机构的规模和服务质量，并可以在一定程度上降低服务的成本和费用水平，从而有助于推动实现全民的健康覆盖。

我国在未来很长一段时间内都难以支撑一个昂贵的卫生服务体系。力争最优的卫生服务体系投入和产出，应当是体系建设的重要目标。投入包括政府投入和社会投入，产出是健康。这一体系并非规模越大，投入越多越好。因为任何投入都会形成成本，而成本需要买单。超越经济发展水平的卫生投入，无论投入来自政府还是社会，将不会相应提高健康产出的水平，还会带来沉重的医疗卫生负担。因此卫生筹资的方向和方式，对卫生体系的运行和发展起到了重要的调节和引导作用。

三、卫生经济政策

卫生经济政策是有关卫生资金筹集、分配使用和支付以及卫生资源配置、开发和利用等方面的政策。卫生经济政策是国家宏观经济政策的重要组成部分，也是政府发展和管理卫生事业的重要手段。它与特定的社会制度和经济社会发展水平相适应，体现卫生事业的性质，决定人民享有卫生服务的福利水平，规定卫生事业的总体发展目标和方向，是关于卫生资源筹集、配置、开发和利用方面的法令、条例、规划以及措施的总和。卫生经济政策关注的重点是筹资、支付和管制。

从筹资方面来看，卫生经济政策关注筹资的过程和方式。筹资过程包括公共筹资和个人筹资；筹资方式包括政府预算、社会保险、使用者付费和社区筹资等。

从支付方面来看，卫生经济政策关注支付的单元和数量。支付单元包括按项目付费、按人头付费和按病种付费等；支付数量包括床日数和服务项目数等。

从管制方面来看，卫生经济政策关注三种不同的干预手段，即法律干预、行政干预和社会干预。法律干预包括执业医师和护士执照等；行政干预包括医疗机构的准入制度和评审制度等；社会干预包括医院的管理评价等。

四、卫生经济政策的主要内容

卫生经济政策涵盖卫生系统的资金来源、流向和分配，是充分发挥卫生事业社会公益性、保障卫生事业可持续发展的重要支撑条件。卫生经济政策制定得恰当与否，直接影响到卫生事业的发展，特别是对"造血"能力相对较弱的西部地区农村医疗卫生机构的运行和发展影响更为深远。

世界卫生组织 2010 年的报告指出，卫生筹资是实现全民健康覆盖的重要内容，卫生筹资主要包括三个相互关联的领域：一是筹集卫生资金；二是通过预付和随后集资，而不是直接付款，减少影响获得卫生服务的资金障碍；三是以能够促进效率和公平的方式分配或使用资金。这些主要卫生筹资领域的动态将决定人们是否都能获得卫生服务，以及人们能否在需要时支付得起卫生服务（见图 1 - 3）。[1]

---

① 世界卫生组织：《卫生系统筹资，实现全民覆盖的道路》，2010 年。

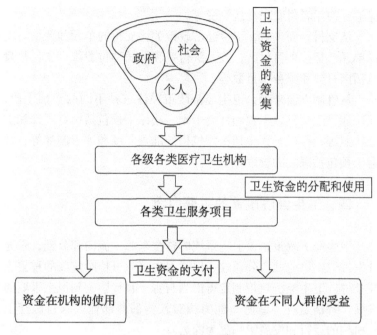

图 1 – 3　卫生资金的流动过程

卫生经济政策主要包括卫生资金的筹集、分配和使用以及支付：

1. 卫生资金的筹集

卫生资金的筹集是指政府、社会和个人对卫生事业的投入，其中政府的投入主要包括对卫生机构的运行补偿投入、基础设施建设以及专项经费投入，社会的投入主要是医保资金，个人的投入主要是个人缴纳的医疗保险费用和接受医疗服务时需自付的费用。卫生资金的来源包括以下五个方面：

一是政府支出，主要来自国家税收和非税性收入，是国家财政支出的一部分，也是卫生费用的主要来源。特别是对于低收入国家，在社会保险和商业保险无法覆盖到大部分人群时，会更加依赖国家税收作为医疗卫生的资金来源。

二是税收，主要包括直接税和间接税，在很多国家，还有指定的专门用于卫生领域的税项。

三是社会保险，主要是由政府或社会举办的社会保障项目，一般是强制性的，符合条件的个人都必须参加，其缴费金额和收益都是通过法定的社会契约进行规定的。

四是商业保险，主要是由非营利性或营利性保险公司经营，投保人可以自主选择最符合本人自身利益的一系列健康保险险种，一般不具有强制性。

五是直接现金支出，主要是指个人在接受各类卫生服务时，以现金方式直接支付的门诊、住院、护理以及其他专业性医疗保健费用，其来自家庭可支配收入。

2. 卫生资金的分配和使用

卫生资金的分配和使用主要是指从国家、社会和个人筹集到的卫生资金如何在各个医疗卫生机构之间流动和使用，涉及卫生资金投入绩效政策以及医疗保险分级补偿政策等。

卫生资金的分配和使用可以按照四个方面划分（见图1-4）：

按地域划分，卫生经费主要流向城市和农村；

按机构划分，卫生经费主要流向医疗机构、公共卫生机构、药品零售机构和其他卫生机构；

按费用的实际使用划分，卫生费用可以分为医疗费用、公共卫生费用、卫生发展费用和其他卫生费用；

按人群流向划分，卫生费用可以分为有无医保人群、不同收入水平人群以及按照居住地划分的城市和农村居民等。

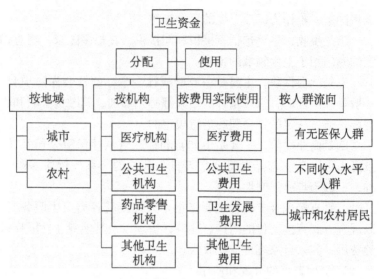

图1-4 卫生资金的分配和使用

3. 卫生资金的支付

卫生资金的支付是指卫生经费流向卫生机构或人群的方式。按照支付的形式分为预付和现付，其中预付主要分为公共预付和私人预付两种方式，政府直接卫生支出和社会保险是公共预付的主要形式，私人保险是私人预付的主要形式。现付分为直接现金支付和其他形式。卫生资金的支付政策主要涉及政府、社会和个人的资金如何进入卫生服务机构中，其中包括财政对卫生部门的绩效支付、医疗保险资金的支付制度等（见图1-5）。

研究结果表明，预付制与筹资公平呈正相关，特别是来自政府税收的卫生支出占比越大，卫生筹资公平性越好；居民个人现金支付占比越高，卫生筹资的公平性就越差。卫生资金的支付涉及多项卫生经济政策，公共支付中涉及政府对卫生机构的投入政策、运行和补偿政策，私人支付中涉及居民对医保的支付方式等。

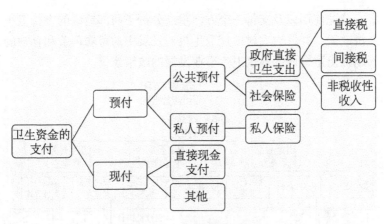

图1-5　卫生资金的支付

五、农村卫生经济研究的理论框架

根据宏观经济学中对国民收入和国民收入再分配的论述,卫生事业虽然不能直接创造价值,但是可以体现国家福利、保障国民健康、维持社会再生产,是国民收入再分配的重要领域。因此,卫生事业的发展需要充分体现国民收入再分配的价值,进一步强化政府在卫生投入中的主导地位。

卫生经济政策的核心是卫生资金的筹集、分配和使用以及支付。根据世界卫生组织卫生筹资理论框架,对于国民收入再分配后的卫生资金,其筹集、分配和使用以及支付的全过程就是卫生资金流动的过程。需要说明的是,捐赠资金也是西部农村地区卫生筹资的一个重要来源,但由于目前相关数据较为分散,因此在本研究中未涉及捐赠资金。

根据宏观经济学和卫生经济学的理论框架,通过梳理农村卫生经济领域的相关政策,形成了本文的研究框架(见图1-6)。

本文在西部地区经济社会发展的大背景下,从卫生资金筹集、分配使用以及支付三个方面重点分析了西部地区的农村卫生经济政策，并针对农村医疗卫生机构发展中的薄弱环节和存在的问题提出适合西部地区卫生事业发展的政策建议。

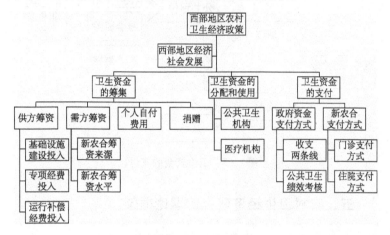

图1-6 研究框架

第三节 主要的农村卫生经济政策

本节按照农村卫生经济政策的研究框架，对新医改以来在农村地区实施的卫生经济政策进行了梳理。卫生资金的筹集政策包括政府对医疗卫生机构投入政策、政府对公共卫生投入政策和新农合筹资政策等，卫生资金的分配和使用政策包括基本药物制度政策、医疗服务价格调整政策、收支两条线政策和新农合补偿政策等，卫生资金的支付政策包括新农合支付政策和新农合支付方式改革政策等。

一、卫生资金的筹集政策

（一）政府对医疗卫生机构投入政策

长期以来，政府对农村医疗卫生机构的投入主要包括基础设施建设经费、专项经费、人员经费和公用经费等，但由于各地政府财政收入水平不尽相同，不同地区政府补助水平差距较大。

2009 年，《中共中央国务院关于深化医药卫生体制改革的意见》（中发〔2009〕6 号，以下简称《意见》）中明确提出，要建立政府主导的多元卫生投入机制，并以公共卫生、城乡基层医疗卫生机构、公立医院政府补助和基本医疗保障的投入为切入点。一是政府全额安排专业公共卫生服务机构的人员经费、发展建设和业务经费，专业公共卫生服务机构取得的服务收入上缴财政专户或纳入预算管理。逐步提高人均公共卫生经费，健全公共卫生服务经费保障机制。二是完善政府对城乡基层医疗卫生机构的投入机制。政府负责其举办的乡镇卫生院、城市社区卫生服务中心（站）按国家规定核定的基本建设经费、设备购置经费、人员经费和其承担公共卫生服务的业务经费，保证其正常运行。对包括社会力量举办的所有乡镇卫生院和城市社区卫生服务机构，各地都可采取购买服务等方式核定政府补助。支持村卫生室建设，对乡村医生承担的公共卫生服务等任务给予合理补助。三是落实公立医院政府补助政策。逐步加大政府投入，主要用于基本建设和设备购置、扶持重点学科发展、支付符合国家规定的离退休人员费用和补贴政策性亏损等，对承担的公共卫生服务等任务给予专项补助，形成规范合理的公立医院政府投入机制。对中医院（民族医院）、传染病院、精神病院、职业病防治院、妇产医院和儿童医院等在投入政策上予以倾斜。

2009 年，《医药卫生体制五项重点改革 2009 年工作安排的通知》（国办函〔2009〕75 号）中提出，要完善政府办基层医疗卫生服务机构补偿机制，落实财政补助政策；在基层医疗卫生事业单位实施绩效工资，探索实行政府购买服务等补助方式。

2010 年，《关于建立健全基层医疗卫生机构补偿机制的意见》（国办发〔2010〕62 号）中进一步明确，实施基本药物制度后，政府举办的乡镇卫生院、城市社区卫生服务机构的人员支出和业务支出等运行成本通过服务收费和政府补助进行补偿。基本医疗服务主要通过医疗保障付费和个人付费补偿；基本公共卫生服务通过政府建立的城乡基本公共卫生服务经费保障机制补偿；经常性收支差额由政府按照"核定任务、核定收支、绩效考核补助"的办法补偿。政府负责承担其开设的乡镇卫生院、城市社区卫生服务机构按国家规定核定的基本建设经费、设备购置经费、人员经费和其承担公共卫生服务的业务经费。按扣除政府补助后的服务成本制定医疗服务价格，体现医疗服务合理成本和技术劳务价值，并逐步调整到位。按上述原则补偿后出现的经常性收支差额由政府进行绩效考核后予以补助。

2012 年，《关于县级公立医院综合改革试点意见》（国办发〔2012〕33 号）中，要求县级公立医院改革"以药补医"机制，鼓励探索医药分开的多种形式。取消药品加成政策，将试点县级医院补偿由服务收费、药品加成收入和政府补助三个渠道改为服务收费和政府补助两个渠道。医院由此减少的合理收入，通过调整医疗技术服务价格和增加政府投入等途径予以补偿。提高诊疗费、手术费、护理费等收费标准，体现医疗技术服务合理成本和医务人员技术劳务价值。医疗技术服务收费按规定纳入医保支付政策范围，并同步推进医保支付方式改革。增加的政府投入由中央财政给予一定补助，地方财政要按实际情况调整支出结构，切实加大投入。

2012 年，《"十二五"期间深化医药卫生体制改革规划暨实施方案》（国发〔2012〕11 号）中提出，健全基层医疗卫生机构稳定长效的多渠道补偿机制，地方政府要将对基层卫生机构专项补助以及经常性收支差额补助纳入财政预算并及时、足额落实到位，中央财政建立基本药物制度全面实施后对地方的经常性补助机制并纳入预算，加快落实一般诊疗费及医保支付政策，确保基层医疗卫生机构正常运转。对公立医院开展补偿机制改革，以破除"以药养医"机制为关键环节，推进医药分开，逐步取消药品加成政策，将公立医院补偿由服务收费、药品加成收入和财政补助三个渠道改为服务收费和财政补助两个渠道。

2013 年，《关于巩固完善基本药物制度和基层运行新机制的意见》（国办发〔2013〕14 号）中进一步明确，落实财政对基层医疗卫生机构的专项补助经费，政府举办的基层医疗卫生机构，基本建设和设备购置等发展建设支出由政府根据基层医疗卫生机构发展建设规划足额安排，人员经费（包括离退休人员经费）、人员培训和人员招聘等所需支出由财政部门根据政府卫生投入政策、相关人才培养规划和人员招聘规划合理安排补助。完善财政对基层医疗卫生机构运行的补助政策。中央财政已建立了基本药物制度实施后对地方的经常性补助机制，并将其纳入财政预算，支持地方完善财政对基层医疗卫生机构运行的补助政策。保障基本公共卫生服务经费，各级财政要及时足额下拨基本公共卫生服务经费，确保专款专用，不得截留、挪用、挤占。基本公共卫生服务经费先预拨后考核结算，并随着经济社会发展相应提高保障标准，基层医疗卫生机构承担突发公共卫生事件处置任务由财政按照服务成本核定补助。全面实施一般诊疗费，各地结合实际合理确定基层医疗卫生机构一般诊疗费标准，原则上 10 元左右。要严格落实一般诊疗费医保支付政策，将其纳入基本医保门诊统筹支付范围，按规定比例支付。发挥医保支付的补偿作用，扩大门诊统筹范围，合理确定医保支付范围和支付标准。医保支付比例向基层医疗卫生机构倾斜，鼓励使用中医药服务。

（二）政府对公共卫生投入政策

《意见》强调，要全面加强公共卫生服务体系建设，建立健全疾病预防控制、健康教育、妇幼保健、精神卫生、应急救治、采供血、卫生监督和计划生育等专业公共卫生服务网络，完善以基层医疗卫生服务网络为基础的医疗服务体系的公共卫生服务功能，建立分工明确、信息互通、资源共享、协调互动的公共卫生服务体系，提高公共卫生服务和突发公共卫生事件应急处置能力，促进城乡居民逐步享有均等化的基本公共卫生服务。确定公共卫生服务范围，明确国家基本公共卫生服务项目，逐步增加服务内容。鼓励地方政府根据当地经济发展水平和突出的公共卫生问题，在中央规定服务项目的基础上增加公共卫生服务内容。要针对严重威胁妇女、儿童、老年人等脆弱人群和某些地区居民的传染病、地方病等重大疾病和主要健康危险因素，设立和实施重大公共卫生项目。

国家基本公共卫生服务项目主要包括城乡居民健康档案管理服务、健康教育服务、预防接种服务、0—6 岁儿童健康管理服务、孕产妇健康管理服务、老年人健康管理服务、高血压患者健康管理服务、2 型糖尿病患者健康管理服务、重性精神疾病患者管理服务、传染病及突发公共卫生事件报告和处理服务、卫生监督协管服务等 11 类。《关于促进基本公共卫生服务逐步均等化的意见》（卫妇社发〔2009〕70 号）中提出，要促进基本公共卫生服务逐步均等化，重点抓好涉及面广、影响全民健康水平的公共卫生项目的实施。2009 年，各级政府基本公共卫生服务经费补助标准为人均 15 元，2011 年提高到人均 25 元，2013 年进一步提高到了 30 元。同时，为进一步规范国家基本公共卫生服务项目管理，卫生部在《国家基本公共卫生服务规范（2009 年版）》的基础上，对服务规范内容进行了修订和完善，形成了《国家基本公共卫生服务规范（2011 年版）》。

国家重大公共卫生服务项目主要包括为 15 岁以下人群补种乙肝疫苗、农村妇女乳腺癌和宫颈癌检查、增补叶酸预防神经管缺陷、贫困白内障患者复明、消除燃煤型氟中毒危害和农村改水改厕等 6 类。

（三）新农合筹资政策

2002 年，《中共中央、国务院关于进一步加强农村卫生工作的决定》（中发〔2002〕13 号）确定了农村卫生工作的目标，提出到 2010 年，在全国农村基本建立起适应社会主义市场经济体制要求和农村经济社会发展水平的农村卫生服务体系和农村合作医疗制度。2003 年，《国务院办公厅转发卫生部等部门关于建立新型农村合作医疗制度意见的通知》（国办发〔2003〕3 号）要求各地合理确定新农合的筹资标准，根据农民收入情况，合理确定个人缴费数额。原则上农民个人每年每人缴费不低于 10 元，经济发达地区可在农民自愿的基础上，根据农民收入水平及实际需要相应提高缴费标准。要积极鼓励有条件的乡村集体经济组织对本地新型农村合作医疗给予适当扶持，但集体出资部分不得向农民摊派。中央财政对中西部除市区以外参合农民平均每年每人补助 10 元，中西部地区各级财政对参合农民的资助总额不低于每年每人 10 元，东部地区各级财政对参合农民的资助总额应争取达到 20 元，地方各级财政的负担比例可根据本地经济状况确定。2009 年，《关于做好 2009 年下半年新型农村合作医疗工作的通知》（卫办农卫发〔2009〕108 号）中要求，各地要确保新农合补助资金及时足额到位。在这一年，中央财政对中西部地区参合农民按 40 元标准补助，对东部省份按照中西部地区的一定比例给予补助。中西部地区地方各级财政对新农合补助资金未达到 40 元的，卫生行政部门要积极协调相关部门保证补助资金及时足额到位，使地方财政补助标准不低于 40 元，农民个人缴费应增加到不低于 20 元。东部地区的人均筹资水平应不低于中西部地区。各省（区、市）要确保新农合筹资水平达到每人每年 100 元以上。到 2010 年，全国的筹资水平提高到每人每年 150 元，其中，中央财政对中西部地区参合农民按 60 元的标准补助，对东部省份按照中西部地区一定比例给予补助；地方财政补助标准相应提高到 60 元，农民个人缴费由每人每年 20 元增加到 30 元。

2011 年，《关于做好 2011 年新型农村合作医疗有关工作的通知》（卫农卫发〔2011〕27 号）中要求，自 2011 年起，各级财政对新农合的补助标准从每人每年 120 元提高到每人每年 200 元。其中，原有 120 元中央财政继续按照原有补助标准给予补助，新增 80 元中央财政对西部地区补助 80%，对中部地区补助 60%，对东部地区按一定比例补助。确有困难的个别地区，地方财政负担的补助增加部分可分两年到位。原则上农民个人缴费提高到每人每年 50 元，困难地区可以分两年到位。将农村重度残疾人的个人参合费用纳入农村医疗救助资助范围。做好宣传引导工作，确保财政补助和农民个人缴费提高后，参合率继续保持在 90% 以上。有条件的地区应当结合当地实际，加大筹资力度，让群众更多受益。

2013 年，《关于做好 2013 年新型农村合作医疗工作的通知》（国卫计基层发〔2013〕17 号）中再次提出，要进一步提高筹资水平，完善筹资政策，自 2013 年起，各级财政对新农合的补助标准从每人每年 240 元提高到每人每年 280 元。其中，原有 240 元部分，中央财政继续按照原有补助标准给予补助；新增 40 元部分，中央财政对西部地区补助 80%，对中部地区补助 60%，对东部地区按一定比例补助。参合农民个人缴费水平原则上相应提高到每人每年 70 元，有困难的地区个人缴费部分可分两年到位。有条件的地方要积极探索建立与经济发展水平和农民收入状况相适应的筹资机制。

二、卫生资金的分配和使用政策

（一）基本药物制度政策

基本药物实行零差率销售是国家基本药物政策的主要内容之一。

《意见》提出建立国家基本药物制度，主要包括：中央政府统一制定和发布国家基本药物目录，各省可以对目录进行增补；基本药物零加成，按采购价格销售；政府举办的基层医疗卫生机构全部配备和使用基本药物，其他各类医疗机构也要将基本药物作为首选药物并确定使用比例；基本药物全部纳入基本医疗保障药物报销目录，报销比例明显高于非基本药物。

2009 年，国家发展改革委、卫生部、人力资源和社会保障部联合印发了《关于改革药品和医疗服务价格形成机制的意见》，分别确立了近期目标和远期目标：到 2011 年，政府管理医药价格方法进一步完善，企业和医疗机构价格行为比较规范，市场价格秩序逐步好转，药品价格趋于合理，医疗服务价格结构性矛盾明显缓解；到 2020 年，建立健全政府调控与市场调节相结合，符合医药卫生事业发展规律的医药价格形成机制；医药价格能够客观及时反映生产服务成本变化和市场供求；医药价格管理体系完善，调控方法科学；医药价格秩序良好，市场竞争行为规范。同时，明确了 2009—2011 年的主要任务：一是完善医药价格管理政策。调整政府管理药品及医疗服务价格范围，改进价格管理方法，进一步完善价格决策程序，提高价格监管的科学性和透明度。二是合理调整药品价格。在全面核定政府管理的药品价格基础上，进一步降低偏高的药品价格，适当提高临床必需的廉价药品价格，科学制定国家基本药物价格。三是进一步理顺医疗服务比价关系。在规范医疗服务价格项目的基础上，适当提高临床诊疗、护理、手术以及其他体现医务人员技术劳务价值的医疗服务价格，同时降低大型医用设备检查和治疗价格。加强对植（介）入类等高值医疗器械价格的监管。四是强化成本价格监测和监督检查。完善药品成本价格监测制度，加强药品价格形势分析，公开市场价格信息，发挥社会舆论监督作用。定期开展医药价格检查，规范生产经营企业、医疗机构价格行为。进一步健全医疗机构医药费用清单制度，提高收费透明度。

（二）医疗服务价格政策

为了推进城镇医药卫生体制改革，改革医疗服务价格管理，促进城镇职工基本医疗保险制度的建立，2000 年，国家计委、卫生部联合印发了《关于改革医疗服务价格管理的意见的通知》（计价格〔2000〕962 号），从调整医疗服务价格管理形式、下放医疗服务价格管理权限、规范医疗服务价格项目、改进医疗服务价格管理方法、加强医疗服务价格监督检查五个方面，促进医疗服务价格的管理改革，促使医疗机构之间的有序竞争，降低医疗服务成本，减轻病人医药费用负担。

2008 年，《关于加强医疗机构价格管理控制医药费用不合理增长的通知》（卫规财发〔2008〕6 号）中明确提出，医疗机构要高度认识加强医疗机构价格管理的重要性，加强药品和医疗服务价格管理，控制医药费用不合理增长，减轻病人负担，同时科学设定指标，控制医药费用不合理增长。各级卫生行政部门、中医药管理部门要在科学测算和论证的基础上，制订不同级别、不同类型医疗机构医药费用增长幅度的控制指标，包括每门诊人次费用、每床日平均费用、出院者平均费用等。要建立科学的考核办法和相应的奖惩制度。

2012 年，国家发改委会同卫生部和国家中医药管理局正式对外发布出台《全国医疗服务价格项目规范（2012 年版）》，对9000 个医疗服务收费项目的编码进行了规范，并要求各地全面规范医疗服务价格管理，进一步减轻病人负担。

（三）收支两条线政策

2000 年，《关于印发医院药品收支两条线管理暂行办法的通知》（卫规财发〔2000〕229 号）中要求，医院要严格执行《医院财务制度》和《医院会计制度》，对医疗收支、药品收支进行分开核算。医院药品收入扣除药品支出后的纯收入即药品收支结余，实行收支两条线管理。

2010 年，《卫生部关于印发 2010 年卫生工作要点的通知》（卫办发〔2010〕1 号）中要求，继续深化基层医疗卫生服务机构运行机制改革，扩大农村医疗卫生机构业务合作试点，大力推进乡村一体化管理，推动基层医疗卫生机构收支两条线管理和人事分配制度改革试点。

（四）新农合补偿政策

2003 年，《关于建立新型农村合作医疗制度意见的通知》（国办发〔2003〕3 号，以下简称《通知》）中，对新农合补助标准的确定提出了指导意见，要求各试点县（市）坚持以收定支、量入为出、逐步调整、保障适度的原则，在充分听取农民意见的基础上，根据基线调查、筹资总额和参加新型农村合作医疗后农民就医可能增加等情况，科学合理地确定大额或住院医药费用补助的起付线、封顶线和补助比例，并根据实际及时调整，既要防止因补助比例过高而透支，又不能因支付比例太低使基金沉淀过多，影响农民受益。在基本条件相似、筹资水平等同的条件下，同一省（自治区、直辖市）内试点县（市）的起付线、封顶线和补助比例差距不宜过大。各地区根据实际确定门诊费用的报销比例，引导农民合理使用家庭账户。家庭账户节余资金，可以结转到下一年度使用。

2009 年，《通知》中要求，50% 的统筹地区城镇职工、居民医保以及新农合的住院费用报销比例比 2008 年分别提高 5 个百分点，30% 的统筹地区开展城镇居民医保门诊费用统筹试点，三分之一的统筹地区新农合门诊费用统筹得到巩固完善。

2011 年，《关于做好 2011 年新型农村合作医疗有关工作的通知》（卫农卫发〔2011〕27 号）中要求，进一步提高保障水平，将新农合政策范围内的住院费用报销比例提高到 70% 左右，统筹基金最高支付限额提高到全国农村居民年人均纯收入的 6 倍以上，且不低于 5 万元。扩大门诊统筹实施范围，普遍开展新农合门诊统筹。人均门诊统筹基金不低于 35 元，力争达到 40 元以上。

2013 年，《关于做好 2013 年新型农村合作医疗工作的通知》（国卫基层发〔2013〕17 号）中明确提出，提高保障水平，减轻群众经济负担，进一步优化统筹补偿方案，提高保障水平。将政策范围内住院费用报销比例提高到 75% 左右，进一步提高统筹基金最高支付限额和门诊医药费用报销比例。要适当拉开不同级别医疗机构间的门诊和住院报销比例，将门诊逐步引向乡村医疗机构，将住院主要引向县乡两级医疗机构，引导农民合理就医，推动实现"小病不出乡，大病不出县"。根据国家基本药物目录（2012 年版），及时调整新农合报销药物目录，将基本药物全部纳入新农合报销药物目录，报销比例高于非基本药物。严格控制报销目录外的药品、检查、耗材费用，进一步缩小政策报销比和实际补偿比之间的差距，使参合农民受益更大。

三、卫生资金的支付政策

（一）新农合支付政策

《通知》中规定，农村合作医疗基金主要补助参合农民的大额医疗费用或住院医疗费用，有条件的地方可实行大额医疗费用补助与小额医疗费用补助相结合的办法，既提高抗风险能力又兼顾农民受益面。对参加新型农村合作医疗的农民，年内没有动用农村合作医疗基金的，要安排进行一次常规性体检。各省（自治区、直辖市）要制订农村合作医疗报销基本药物目录。各县（市）要根据筹资总额，结合当地实际，科学合理地确定农村合作医疗基金的支付范围、支付标准和额度，确定常规性体检的具体检查项目和方式，防止农村合作医疗基金超支或过多结余。

2009 年，《通知》中明确将城镇职工医保、城镇居民医保和新农合的统筹基金最高支付限额原则上分别提高到当年职工年平均工资、居民可支配收入和农民人均收入的 6 倍左右。

2013 年，《关于做好 2013 年新型农村合作医疗工作的通知》（国卫基层发〔2013〕17 号）中要求，确保基金结余率在 2012 年的水平上有明显下降，实现统筹基金累计结余不超过当年筹资总额的 25%，当年结余不超过当年筹资总额的 15%。2012 年当期基金收支出现赤字及 2013 年存在基金超支风险的部分地区，也要通过精细测算、控制不合理费用增长等方式，确保基金不出现净超支现象。

（二）新农合支付方式改革政策

随着新农合筹资水平和补偿水平的逐步提高，新医改以来，政府加大了对医疗机构的行为规范和费用控制力度，《关于推进新型农村合作医疗支付方式改革工作的指导意见》（卫农卫发〔2012〕28 号）中明确要求，通过推行按病种付费、按床日付费、按人头付费、总额预付等支付方式，将新农合的支付方式由单纯的按项目付费向混合支付方式转变，由后付制转向预付制，充分发挥基本医保的基础性作用，实现医疗机构补偿机制和激励机制的转换。

第二章 西部地区农村卫生事业发展现状

　　根据中国行政区域划分，西部地区包括内蒙古、重庆、广西、四川、贵州、云南、西藏、陕西、甘肃、青海、宁夏和新疆等12个省、自治区、直辖市，是最主要的少数民族聚居区，居住着壮族、回族、蒙古族、藏族、维吾尔族和苗族等50多个少数民族，占少数民族总人口的80%以上。据国家统计局2012年统计数据，西部地区人口约3.64亿，占全国人口总数的27%。西部地区幅员辽阔，面积占全国国土总面积的三分之二以上，但平原地区较少，大多处于高原、山地、丘陵、草原和沙漠地带，地形复杂，交通不便。受多重因素影响，西部地区农业、工业和第三产业均不太发达，经济社会发展水平远落后于东、中部地区，其卫生事业发展水平严重滞后，卫生资源总量不足，政府投入能力有限，卫生事业的发展更多地依赖于中央政府转移支付。

　　本章通过对比分析全国以及东部地区、中部地区和西部地区卫生事业发展的相关指标，厘清西部地区在经济社会发展、卫生事业发展等方面与国内平均水平、区域水平和相邻国家之间的差别。

第一节 西部地区与东、中部地区 农村经济和社会发展水平比较

区域经济和社会发展对区域内社会事业的发展具有重要的决定作用，因此区域卫生事业的发展须在整体经济社会环境中进行分析。根据经济学对经济和社会发展的指标阐述，本书选取国内生产总值、地方财政收入、农民人均纯收入、农民人均年医疗保健支出等主要经济指标，分析比较西部地区与东、中部地区在经济和社会发展方面的差异。

一、国内生产总值

国内生产总值（简称 GDP）是指在一定时期内（一个季度或一年），一个国家或地区的经济中所生产出的全部最终产品和劳务的价值，常被公认为衡量国家经济状况的最佳指标。它不但可反映一个国家的经济表现，还可以反映一国的国力与财富。[1]

从区域分布来看，2009—2012 年，中国东部地区、中部地区和西部地区三个区域的国内生产总值差异较大，其中东部地区的国内生产总值最高且超过了中部地区和西部地区的总和，其次是中部地区，西部地区总量最低。

从年度变化来看，2009—2012 年，中国国内生产总值增长迅速，增幅超过 50%。三个区域中，西部地区增幅最大，超过 70%；东部地区和中部地区的增幅分别超过 50% 和 60%。不难

---

[1] 罗伯特·H. 弗兰克，本·S. 伯南克：《宏观经济学原理（第五版）》，潘艳丽等译，北京：清华大学出版社，2013 年，第 90 页。

看出，尽管西部地区国内生产总值总量较低，但其增速较快，有较大的发展潜力（见表2－1）。

表2－1 全国不同地区国内生产总值情况（单位：亿元）

地区	2009	2010	2011	2012
全国	340902.8	401512.8	473104.1	519322.1
东部地区	211886.9	250487.9	293581.5	320738.5
中部地区	86443.3	105145.6	127624.7	141908.6
西部地区	66973.5	81408.5	100235.0	113904.8

数据来源：2010—2013年国家统计数据

二、地方财政收入

地方财政收入指地方财政年度收入，包括地方本级收入、中央税收返还和转移支付等。地方财政收入是衡量一个地区地方政府收入状况和支出能力的指标。

从区域分布来看，在中央财政管理体制下，全国地方财政收入逐年上涨，其中东部地区遥遥领先，中部地区和西部地区不相上下。2010年以来，西部地区的地方财政收入还略超过了中部地区，这可能与中央对西部地区的转移支付力度逐步加大相关。

从年度变化来看，2009—2012年，全国财政收入不断增长，增幅较大，年均增长约25%。中西部地区增长较为明显，2012年地方财政收入较2009年增长超过1倍，东部地区地方财政收入增幅与全国平均水平相差不大（见表2－2）。

表2－2 全国不同地区地方财政收入情况（单位：亿元）

地区	2009	2010	2011	2012
全国	32603	40613	52547	61078

续表

地区	2009	2010	2011	2012
东部地区	20378	25010	31384	35785
中部地区	6168	7729	10344	12531
西部地区	6056	7873	10819	12763

数据来源：2010—2013 年国家统计数据

三、农民人均纯收入

农民人均纯收入是指农村住户当年从各个来源得到的总收入中相应地扣除所产生的费用后的收入总和。纯收入主要用于再生产投入和当年生活消费支出，也可用于储蓄和各种非义务性支出。农民人均纯收入是按人口平均的纯收入水平，反映的是一个地区或一个农村居民的平均收入水平。

2009—2012 年，中国农民人均纯收入水平大幅提升，2012年农民人均纯收入较 2009 年增长了 54%，但区域之间农民收入水平差异较大，东部地区农民人均纯收入遥遥领先，西部地区垫底（见表 2 - 3）。

表 2 - 3　全国不同地区农民人均纯收入情况（单位：元）

地区	2009	2010	2011	2012
全国	5153.20	5919.00	6977.30	7916.58
东部地区	7308.59	8341.52	9291.15	10817.48
中部地区	4857.97	5617.24	6655.26	7435.24
西部地区	3877.21	4481.60	5276.90	6026.61

数据来源：2010—2013 年国家统计数据

四、农民人均年医疗保健支出

农民人均年医疗保健支出是指农民平均每年用于医疗卫生保健服务的现金支出水平，可以反映农村居民对卫生服务的利用和经济承受能力。

从区域分布来看，随着农民收入水平的提高和医疗保障制度的进一步完善，新医改以来农民人均年医疗保健支出呈现大幅增长趋势，但西部地区农村居民的人均医疗保健支出水平仍相对较低（见表2−4）。

表2−4　全国不同地区农民人均年医疗保健支出情况（单位：元）

地区	2009	2010	2011	2012
全国	287.50	326.00	436.80	513.81
东部地区	357.88	407.06	544.60	604.70
中部地区	275.61	310.67	400.10	492.45
西部地区	246.77	277.50	349.30	419.04

数据来源：2010—2013年卫生统计年鉴

综上，从经济和社会发展水平来看，近年来中国国内生产总值、地方财政收入、农民人均纯收入和农民人均年医疗卫生保健支出等指标都呈现显著上升的态势，但由于西部地区受经济基础差、底子薄等客观因素的影响，除地方财政收入略高于中部地区外，其余指标均不同程度地落后于中部地区和东部地区。

第二节　西部地区与东、中部地区
农村卫生事业发展比较

衡量一个地区卫生事业发展水平，应主要关注这一地区的人群健康状况、卫生资源配置情况和政府卫生投入情况等，本书分别选择反映以上状况的人均期望寿命、农村地区床位数和卫生人员数以及卫生总费用等指标，分析西部地区与全国及东、中部地区之间的差异。

一、健康状况

人均期望寿命、孕产妇死亡率、婴儿死亡率是反映一个国家和民族的居民健康水平和社会经济发展水平的重要指标。

人均期望寿命是指通过科学的方法计算并告知在一定的死亡水平下，预期每个人出生时平均可存活的年数，可以反映出一个社会生活质量的高低。人均期望寿命和人的实际寿命不同，它是根据各年龄段人口死亡的情况计算后得出的，是指在现阶段每个人如果没有意外，应该活到这个年龄。人均期望寿命由于其概念明确、不受人口性别年龄构成的影响、易于比较，常常被作为衡量和评价一个国家或地区经济社会发展水平和居民健康状况的重要指标。

从区域分布看，西部地区人均期望寿命最低，而东部地区遥遥领先。从年度变化看，西部地区与中、东部地区的差距进一步缩小，其中与东部地区的差距已由 2000 年的 5.79 岁缩小至 2010 年的 4.66 岁（见表 2-5）。

表2-5　全国不同地区人均期望寿命情况（单位：岁）

地区	2000	2010
全国	71.40	74.83
东部地区	74.21	77.28
中部地区	71.40	74.21
西部地区	68.42	72.62

数据来源：2011年卫生统计年鉴

　　孕产妇死亡率是指从妊娠开始到产后42天内，因各种原因（除意外事故外）造成的孕产妇死亡，由于其比例较小，因而分母多以万或十万计，即每万例活产或每十万例活产中孕产妇的死亡数为孕产妇死亡率。所有孕产妇死亡有99%发生在发展中国家。在农村地区及贫困和教育程度较低的群体中，孕产妇死亡率较高。

　　婴儿死亡率是指婴儿出生后不满周岁死亡人数同出生人数的比率，一般以年度为计算单位，以千分比表示。

　　从区域分布看，农村地区的婴儿死亡率明显高于城市，随着近年来国家安排专项经费实施农村孕产妇住院分娩补助，农村地区孕产妇死亡率已与城市地区相当接近。从年度变化看，农村地区孕产妇死亡率和婴儿死亡率与城市地区差距明显缩小（见表2-6）。

表2-6　全国不同地区孕产妇死亡率和婴儿死亡率情况

	地区	2009	2010	2011	2012
孕产妇死亡率 （1/10万）	全国	31.9	30.0	26.1	24.5
	城市	26.6	29.7	25.2	22.2
	农村	34.0	30.1	26.5	25.6

续表

	地区	2009	2010	2011	2012
婴儿死亡率（‰）	全国	13.8	13.1	12.1	10.3
	城市	6.2	5.8	5.8	5.2
	农村	17.0	16.1	14.7	12.4

数据来源：2011—2013 年卫生统计年鉴

二、床位数和卫生人员数

千人口床位数、千人口卫生技术人员数和千人口医师数是衡量一个地区卫生资源拥有量的重要指标。从区域分布看，东部地区绝大多数指标均领先于西部和中部地区，西部和中部地区千人口卫生技术人员数和千人口医师数均低于全国平均水平（见表2－7）。

表 2－7　全国不同地区农村地区卫生资源配置情况

地区	农村地区千人口床位数（张）			农村地区千人口卫技人员数（人）			农村地区千人口医师数（人）		
	2010	2011	2012	2010	2011	2012	2010	2011	2012
全国	2.60	2.80	3.11	3.04	3.19	3.41	1.32	1.33	1.40
东部地区	2.73	2.95	3.23	3.42	3.60	3.86	1.48	1.51	1.61
中部地区	2.37	2.53	2.83	2.85	2.93	3.10	1.24	1.23	1.29
西部地区	2.71	2.96	3.32	2.84	3.05	3.28	1.22	1.25	1.30

数据来源：2011—2013 年卫生统计年鉴

三、卫生总费用及其构成

卫生总费用是指一个国家或地区在一定时期内（通常是一年）全社会用于医疗卫生服务所消耗的资金总额。卫生总费用由政府卫生支出、社会卫生支出和个人卫生支出三部分构成，以货币作为综合计量手段，反映卫生资金的全部运动过程，分析与评价卫生资金的筹集、分配和使用效果。卫生总费用的水平，标志着一个国家对卫生领域的整体投入高低。作为国际通行指标，卫生总费用被认为是了解一个国家卫生状况的有效途径之一，按照世界卫生组织的要求，发展中国家卫生总费用占 GDP 的比重不应低于5%。

2012 年，中国卫生总费用为 28119 亿元，其中东部地区占全国卫生总费用近 50%，约为西部地区的 2 倍，西部地区卫生总费用水平最低。

2012 年，中国卫生总费用占 GDP 比重超过了5%，其中西部地区占比最高，达到 6.23%，中部地区为 5.35%，东部地区为4.19%。从人均卫生总费用来看，2012 年全国人均卫生总费用为2066.48 元，中西部地区均低于全国平均水平（见表2-8）。

表 2-8　2012 年全国不同区域卫生总费用情况

地区	2012 年卫生总费用（亿元）	卫生总费用占GDP 的比重（%）	人均卫生总费用（元）
全国	28119.00	5.41	2066.48
东部地区	13430.60	4.19	2389.45
中部地区	7594.26	5.35	1779.72
西部地区	7094.14	6.23	1936.33

数据来源：2010—2013 年卫生统计年鉴

从全国区域卫生事业发展和卫生资源配置的情况来看，中国卫生事业的发展呈现出东部地区遥遥领先，西部地区逐步追平，中部地区凹陷的局面。西部地区某些资源配置水平和卫生总费用占 GDP 比重等指标甚至高于东部地区。这充分说明了西部地区有着较大发展潜力，同时也表明了近年来中央财政对西部地区卫生事业发展的支持力度不断加大。

第三章 西部地区农村卫生资金筹集政策及分析

卫生资金的筹集是卫生经济政策实施的重要基础，政府卫生投入是当前农村卫生资金的主要来源。本章系统梳理并分析了新医改以来实施的农村医疗卫生机构运行补偿政策、政府对农村医疗卫生机构基础设施建设的投入情况和实施效果以及新农合筹资政策和筹资水平三方面内容，同时选取典型地区案例进行深入剖析，并从卫生投入的公平性和绩效的角度，详细分析了当前西部地区农村卫生资金筹集过程中的突出问题和薄弱环节。

第一节 新医改以来农村医疗卫生机构运行补偿政策

"保基本、强基层、建机制"是新一轮医改实施的基本原则。2009 年医改启动以来，政府通过加大对农村医疗卫生机构投入力度、调整补偿政策以及提高医保补偿水平等一系列措施，进一步完善了农村医疗卫生机构运行补偿机制，使其充分体现公益性，强化了其公共卫生和基本医疗职能。

一、医疗卫生机构财政补助政策

（一）公立医院财政补助政策

政府对公立医院的财政补助主要采取定项补助的形式，涵盖了公立医院基本建设、设备购置、重点学科发展、符合国家规定的离退休人员费用、政策性亏损补贴以及承担的公共卫生服务任务补助六项内容。

2012 年，中国公立医院总收入为 13329 亿元，其中财政补助收入 1122 亿元，占总收入的 8.42%，略高于 2008 年新医改实施前 8.09% 的水平。

（二）基层医疗机构财政补助政策

政府对基层医疗机构的财政补助主要体现在两方面：一是能力建设，即政府负责其举办的乡镇卫生院、城市社区卫生服务中心（站）按国家规定核定的基本建设经费、设备购置经费和人员经费；二是基层承担的公共卫生服务业务支出，主要是基本公共卫生服务项目和部分重大公共卫生服务项目。

2012 年，中国基层医疗卫生机构总收入为 3138 亿元，其中财政补助收入 902 亿元，占总收入的 28.7%，较 2008 年新医改实施前的 10.2% 有显著提高，但总体水平仍相对较低。

（三）公共卫生机构财政补助政策

新医改明确提出，要建立公共卫生服务体系能力建设方面的经费保障机制，专业公共卫生机构的人员经费、发展建设、业务经费和公用经费由政府全额安排。

2012 年，中国专业公共卫生机构总收入为 1356 亿元，其中财政补助收入 537 亿元，仅占总收入的 39.6%，而 2008 年新医改实施前这一比例为 35.0%。由此可见，政府对公共卫生机构的财政补助有所增长，但增幅较小，补助水平仍然不高。

二、政府卫生投入分析

（一）政府卫生投入效果

新医改实施以来，国家进一步明确了政府卫生投入责任和增长机制，持续增加投入规模的同时，提出了政府卫生投入的量化指标，一是政府卫生投入增幅高于经常性财政支出增幅，二是政府卫生投入占经常性财政支出的比重逐年提高，三是政府卫生投入占卫生总费用的比重逐步提高。2012 年政府卫生支出占 GDP 和财政支出比重分别达到 1.61% 和 6.65%，均创历史新高。

随着医疗保障制度覆盖面的扩大和保障水平的提高、国家基本公共卫生服务项目的实施以及国家基本药物制度的推进，居民看病就医经济负担得到了有效降低。2012 年，中国居民个人现金卫生支出占卫生总费用的比重下降到 34.4%，为 1990 年以来的最低水平。

通过分析 2008—2012 年全国卫生财务年报资料发现，政府对医疗卫生机构的财政拨款逐年增加，从 2008 年的 1382 亿元增加到 2012 年的 3121 亿元。其中，流向基层卫生机构的比例有所增加，从 2008 年的 15.56% 增加到 2012 年的 18.49%；流向公共卫生机构的比例持续稳定在 45% 左右。

2012 年西部地区财政拨款总额较 2008 年增加了一倍多，但其占全国财政拨款总额的比例并未明显增加，仅从 2008 年的 30.0% 提高到 2012 年的 31.3%（见表 3-1）。

表3-1　2008—2012年财政拨款流向医疗卫生机构情况

指标	2008	2009	2010	2011	2012
财政拨款总额（亿元）	1382	1880	2345	2781	3121
其中：西部地区（亿元）	414.65	582.86	867.65	894.31	977.61
公立医院占比（%）	38.93	37.39	36.20	37.86	37.97
基层医疗卫生机构占比（%）	15.56	15.53	18.12	16.64	18.49
公共卫生机构占比（%）	45.51	47.07	45.67	45.50	43.54

数据来源：2008—2012年全国卫生财务年报资料

（二）政府卫生投入存在的问题

在财政分级投入体制下，由于地区经济发展水平、财力状况和转移支付水平的不同，政府卫生投入的地区差异较为明显。通过分析历年人均政府卫生事业投入发现，各省间的人均政府卫生投入差距呈持续扩大的趋势。最高省份与最低省份之间的投入差距由2009年的521元上升到2012年的691元。从东中西部的区域分布来看，西部地区人均政府卫生投入总量最高，达到297元，东部地区为283元，中部地区仅为188元。

2008—2012年人均政府卫生事业投入前5位和后5位省份的顺序基本稳定，西部地区西藏、青海和内蒙等民族省区人均政府卫生投入排名靠前，这与其人口较少以及政府不断加大对西部地区卫生投入密不可分。而排名后五位的多为中部省份，主要受其人口基数较大影响（见表3-2）。

表3-2　2008—2012年人均政府卫生事业投入水平序位表

年	前5位	后5位
2008	北京、上海、西藏、天津、青海	河北、山东、安徽、湖南、河南

续表

年	前5位	后5位
2009	北京、西藏、上海、青海、内蒙古	湖北、山东、湖南、河南、安徽
2010	北京、上海、西藏、青海、宁夏	湖北、湖南、山东、河南、安徽
2011	北京、西藏、上海、青海、内蒙古	湖北、湖南、山东、安徽、河南
2012	北京、西藏、上海、青海、内蒙古	河北、湖南、山东、安徽、河南

数据来源：2008—2012年全国卫生财务年报资料

2008年以来，地方财政支出占财政总支出比重均不足50%，但地方承担的卫生支出占到财政医疗卫生支出的70%左右，这说明地方财政承担了大部分的医疗卫生领域支出（见表3-3）。

表3-3　2008—2012年中央和地方财政收支占比和
地方财政医疗卫生支出占比（单位:%）

指标	2008	2009	2010	2011	2012
中央财政收入占财政总收入比重	54.8	53.8	52.4	49.5	49.1
地方财政支出占财政总支出比重	42.0	42.6	46.2	48.2	49.7
地方财政医疗卫生支出占财政医疗卫生支出比重	70.0	68.1	69.1	72.5	71.6

数据来源：2008—2012年全国卫生财务年报资料

目前，国家有关部门已积极出台了多项政策，进一步明确了政府卫生投入的规模、重点以及中央和地方政府的责任等，但是配套的财政政策仍不健全，各级政府落实卫生投入的相关配套制度和政策还需完善，部分地区地方财政履行卫生支出责任时遇到的困难还没有切实得到解决。

第二节　西部地区农村医疗卫生机构
运行补偿情况

　　新医改明确并落实了政府对农村医疗卫生机构的财政补助政策，强化了政府对卫生投入的责任，农村医疗卫生机构政府投入大幅增加，公益性得到显著提升。通过加大对农村医疗卫生机构的运行补偿投入，农村医疗卫生机构在补偿渠道、补偿水平和经济运行方面明显改善。本节在政府卫生投入政策调整的背景下，分析了县级公立医院改革和基层卫生综合改革实施以来全国以及西部地区贵州省和甘肃省的部分农村医疗卫生机构运行情况。

一、县级公立医院运行补偿情况

　　县级公立医院改革是新医改的重点内容之一。2012 年，国务院办公厅印发了《关于县级公立医院综合改革试点意见》，从总体要求、明确功能定位、改革补偿机制、改革人事分配制度、建立现代医院管理制度、提升基本医疗服务能力、加强上下联动、完善监管机制、积极稳妥推进改革试点等 9 个方面确定了县级公立医院改革的目标、任务和步骤，并在全国选择 311 个县作为县级公立医院改革试点。

　　为深入研究西部地区县级公立医院的运行补偿情况，本节选择少数民族聚居、经济社会发展水平较低的贵州省作为典型地区，并根据经济发展水平和地理位置分层抽取了贵州省 12 个公立医院改革试点县中的贵州市开阳县、遵义市遵义县和黔东南州黄平县进行了现场调查。总体来看，通过实施县级公立医院改革，贵州省三个试点县的县级公立医院改革取得了显著成效。

（一）政府加大了投入力度

县级公立医院改革启动以来，三县政府均不同程度地加大了对县级医院的投入。开阳县将每年对县级公立医院的基本建设、公共卫生服务和医疗保障等投入纳入财政预算，将县级公立医院在职职工工资补助从70%提高到75%，全部承担县级公立医院离退休职工工资；县财政拿出500万元设立卫生专项基金，其中，安排150万元设立特困群众医疗救助专项基金，对特困群众实施专项救助；安排150万元作为紧急救治经费，用于公立医院实施紧急救治；安排200万元设立公立医院奖励基金，激励医务人员提高工作积极性；此外，还对药品零差率销售实施专项补助，确保药品零差率制度能长期实施。

遵义县对县人民医院的定额补助由改革前的每年320万元增加到每年600万元，对县中医院的定额补助由改革前的每年120万元增加到每年280万元。从2012年开始，县财政每年安排30万元用于突发公共卫生事件和应急医疗救治等。2013年，县财政按照住院患者每人每天3元的标准对县级公立医院因取消药品加成带来的政策性亏损进行补偿。同时，遵义县还设立了2000万元县级公立医院改革发展基金，主要用于县级公立医院基本建设、大型设备购置、重点专科发展和重点人才培养等支出。此外，该县还将县级公立医院历史债务统一打包剥离，由财政逐年偿还。

黄平县对两所县级公立医院（县人民医院和县中医院）在编在岗人员（含离退休人员）经费实行财政预算全额拨款，将聘用人员纳入经常性人员支出。财政每年补助两家县级公立医院人员经费1135万元。对两家县级公立医院因实行药品零差率销售造成的亏损由县财政预拨100万元给予补助（县人民医院80万元、中医院20万元）。县财政每年安排100万元支持两所县级医院的学科建设和人才培养（县医院 70 万元，中医院 30 万元）。每年安排一定比例的资金建立县级公立医院项目基金库，医院的基本建设、设备购置等支出从项目基金库中安排，不足部分再由县财政根据实际情况进行专项补助。县级公立医院开展的公共卫生服务和医疗救助由县财政按购买服务的形式据实核拨经费。县级公立医院的历史债务，经审计部门审计锁定，监督部门核实认定，由县财政建立专项基金，逐年安排化解，对需要新增的债务，由政府统筹管理。

（二）医院补偿渠道转变，实行药品零差率造成的政策性损失基本补足

新医改以来，随着药品零差率制度的实施，县级公立医院的补偿渠道由原来的医疗收入、药品收入和财政补助收入变为医疗收入和财政补助收入，实行药品零差率造成的政策性损失通过增加政府投入、调整医疗服务收费价格和进行药品零差率补助等途径基本补足。三县提高了县级公立医院诊查、护理、手术、中医、床位等五类 75 项医疗服务项目价格，并将这些服务项目全部纳入医保报销范围，同时降低了 10—12 项大型医用设备检查治疗和检验类收费价格。县、乡、村公立医疗机构所有药品（除中药饮片外）全部实行零差率销售，实现药品价格平进平出，群众药品费用有效降低。县、乡、村三级医疗卫生机构所有药品、耗材统一从贵州省医药集中采购平台采购，药品和耗材的网采率达到 100%，县级公立医院基本药物配备品种数占总品种数的 70%，乡、村卫生机构基本药物占比达到 100%。通过药品零差率补助，三县县级医院因实行药品零差率销售的减收损失基本补齐。

（三）公立医院改革后县级医院总收入增长迅速，医疗收入占比逐步提高

三县开展县级公立医院改革以来，业务收入显著增长，医疗收入占比逐步提高。这表明随着药品收入的降低，医务人员技术含量和劳动价值逐步得到体现。从收支结余情况来看，除遵义县外，其他两家县级公立医院改革后收支结余波动增长（见表3-4）。

表3-4　贵州省部分县级公立医院运行情况

指标	开阳县人民医院			遵义县人民医院			黄平县人民医院		
	2011	2012	2013	2011	2012	2013	2011	2012	2013
总收入（万元）	6068	8210	5942	16302	18548	10164	3837	6163	4143
业务收入（万元）	4947	6947	4887	15234	17246	9610	3149	5009	3262
其中：医疗收入（万元）	3125	4254	2967	10133	10943	6486	2265	3562	2506
药品收入（万元）	1822	2693	1920	5101	6303	3124	884	1447	756
财政基本补助（万元）	811	1203	1017	320	373.8	353	660	942	701
医疗收入占比（%）	51.50	51.81	49.93	62.16	59.00	63.81	59.03	57.80	60.49
总支出（万元）	5499	7296	4621	14887	19357	11198	3312	5038	3029
业务支出（万元）	5493	7292	4621	14857	19189	11198	3287	4948	2993
人员支出（万元）	2340	3319	1747	6218	7844	4167	1891	2302	1387
收支结余（万元）	569	914	1321	1415	-809	-1034	525	1125	1114

数据来源：贵州省三县医院2011—2013年卫生财务年报

二、乡镇卫生院运行补偿情况

新医改以来，各级政府逐步加大了对基层医疗卫生机构的财政投入。本节根据 2008—2012 年全国卫生财务年报资料数据，重点分析全国乡镇卫生院的收支构成和资产负债等情况，并在西部地区甘肃省国家级贫困县通渭县随机抽取马营镇中心乡镇卫生院作为典型案例剖析，点面结合，深入分析新医改前后乡镇卫生院的运行补偿情况。

（一）全国乡镇卫生院运行情况

1. 全国乡镇卫生院收入构成情况

新医改以来，全国乡镇卫生院收入整体呈上涨态势，其中财政补助收入涨幅最大。2012 年的总收入和财政补助收入分别为 1799 亿元和 725 亿元，是 2008 年的 1.87 倍和 4.24 倍（见表 3 - 5）。

2. 全国乡镇卫生院支出构成情况

与收入变化趋势一致的是，新医改后全国乡镇卫生院的支出也显著增长，其中业务支出增幅最大。2012 年总支出达到 1744 亿元，是 2008 年的 1.88 倍，业务支出增长近 1 倍（见表 3 - 6）。

表 3 - 5 2008—2012 年全国乡镇卫生院收入情况（单位：亿元）

指标	2008	2009	2010	2011	2012
总收入	964	1178	1347	1481	1799
财政补助收入	171	229	334	573	725
上级补助收入	8	10	20	20	23
业务收入	738	890	943	842	1005
其他收入	47	49	50	46	46

表 3-6　2008—2012 年全国乡镇卫生院支出情况（单位：亿元）

指标	2008	2009	2010	2011	2012
总支出	926	1137	1308	1455	1744
财政专项支出	38	67	90	32	40
业务支出	871	1052	1196	1400	1675
其他支出	17	18	22	23	29

数据来源：2008—2012 年全国卫生财务年报资料

3. 全国乡镇卫生院资产与负债情况

新医改实施后，全国乡镇卫生院总资产由新医改前 2008 年的 1068 亿元增加到 2012 年的 1792 亿元，增幅为 68%。虽然 2012 年的负债水平较 2008 年增长了近 1 倍，但其资产负债率基本保持在 30% 以下。乡镇卫生院的净资产从 2008 年的 779 亿元增长到 2012 年的 1264 亿元，增幅为 62%（见表 3-7）。

表 3-7　2008—2012 年全国乡镇卫生院资产和负债情况（单位：亿元）

指标	2008	2009	2010	2011	2012
总资产	1068	1271	1479	1587	1792
流动资产	329	410	492	573	674
固定资产	731	856	982	1014	1118
负债	285	353	427	486	528
净资产	779	917	1052	1101	1264
资产负债率（%）	26.69	27.77	28.87	30.62	29.46

数据来源：2008—2012 年全国卫生财务年报资料

（二）甘肃省通渭县马营镇中心卫生院经济运行分析

甘肃省通渭县位于甘肃省中部，下辖 18 个乡镇、332 个村和 10 个社区，总人口 44.67 万人，其中农业人口 40.40 万人，是国家级贫困县。马营镇中心乡镇卫生院始建于 1954 年，占地面积 9649 平方米，建筑面积 3512 平方米，现有职工 55 人，其中副高级职称 2 人，中级职称 4 人，初级职称 33 人。

1. 马营镇中心乡镇卫生院收入情况

新医改实施后，马营镇中心乡镇卫生院总收入大幅增加，2012 年较 2008 年增加了 340 万元，增幅超过 1 倍，主要得益于政府加大了对其财政补助力度。马营镇中心乡镇卫生院 2012 年财政补助收入是 2008 年的 3 倍多。2010 年实施药品零差率销售制度以来，政府药品零差率专项补助经费逐年增加（见表 3 - 8）。

表 3 - 8　2008—2012 年甘肃省通渭县马营镇中心乡镇
卫生院的收入情况（单位：万元）

指标	2008	2009	2010	2011	2012
总收入	276	267	334	522	616
财政补助收入	101	110	143	308	354
药品零差率专项	0	0	26	38	43
上级补助收入	0	0	0	0	0
业务收入	175	157	191	214	262
其他收入	0	0	1	0	0

数据来源：2008—2012 年甘肃省通渭县马营镇中心乡镇卫生院财务年报

2. 马营镇中心乡镇卫生院支出情况

与收入变化趋势相一致，马营镇中心乡镇卫生院总支出也呈现大幅增长趋势，2012 年总支出是 2008 年的 2.27 倍，收支基本相抵，但其在新医改后的收入和支出水平均较新医改前显著增长（见表 3 - 9）。

表3-9　2008—2012年甘肃通渭县马营镇中心乡镇
卫生院支出情况（单位：万元）

指标	2008	2009	2010	2011	2012
总支出	272	266	344	522	617
财政专项支出	101	110	143	308	354
业务支出	171	156	201	214	263
其他支出	0	0	0	0	0

数据来源：2008—2012年甘肃省通渭县马营镇中心乡镇卫生院财务
年报

3. 马营镇中心乡镇卫生院资产与负债情况

新医改以来，马营镇中心乡镇卫生院资产总量明显增加。
2012年，马营镇中心乡镇卫生院资产总额达843万元，较2008
年增长近2倍，流动资产增幅高于固定资产增幅。其负债水平也
呈现上升态势，2012年负债总额较2008年增长了1倍，净资产
较2008年增长了2.38倍（见表3-10）。

表3-10　2008—2012年甘肃通渭县马营镇中心乡镇卫生院
资产与负债情况（单位：万元）

指标	2008	2009	2010	2011	2012
总资产	291	330	452	748	843
固定资产	196	220	295	493	544
流动资产	95	110	115	255	299
负债	101	106	153	154	200
净资产	190	225	298	594	643

数据来源：2008—2012年甘肃省通渭县马营镇中心乡镇卫生院财务
年报

4. 基本医疗卫生服务业务量情况

新医改以来，马营镇中心乡镇卫生院业务量显著增加，2012年诊疗人次数较2008年增长了75%，出院人数平稳增长。平均住院日呈现波动上升，从2008年的4.9天增加到2011年的7.1天，2012年略有下降，这可能与其收治病人的疾病构成有关（见表3-11）。

表3-11　2008—2012年甘肃通渭县马营镇中心乡镇卫生院基本
医疗卫生服务业务量情况

指标	2008	2009	2010	2011	2012
诊疗人次数（人次）	26900	25000	28000	42000	47100
出院人数（人）	1455	1361	1489	1519	1887
平均住院日（日）	4.9	5.2	4.7	7.1	6.9

数据来源：2008—2012年甘肃省通渭县马营镇中心乡镇卫生院财务年报

5. 马营镇中心乡镇卫生院基本公共卫生服务业务量情况

新医改实施以来，马营镇中心乡镇卫生院所承担的各项公共卫生服务量总体呈上升趋势，如健康档案建立份数和健康教育覆盖人次2012年较2009年分别增长了226%和70%，65岁以上老年人健康检查人次和高血压规范管理人数大幅上涨。这说明新医改以来马营镇中心乡镇卫生院承担了较多的公共卫生服务职能（见表3-12）。

表3-12　2008—2012年甘肃省通渭县马营镇中心乡镇卫生院
基本公共卫生服务业务量情况

项目	2008	2009	2010	2011	2012
健康档案（份）	—	13150	13150	42411	42813
健康教育（人次）	—	12840	21400	21022	21820

续表

项目	2008	2009	2010	2011	2012
3岁以下儿童保健系统管理（人次）	702	696	805	810	669
孕产妇保健系统管理（人次）	321	356	380	365	301
65岁以上老年人健康检查（人次）	—	1167	1946	3529	4105
适龄儿童疫苗接种人数	369	418	458	425	405
传染病报告人数	131	116	79	64	35
确诊的传染病例数（例）	131	116	79	64	35
高血压规范管理人数	—	478	1115	2069	2170
糖尿病规范管理人数		96	192	312	140
重性精神疾病规范管理人数	—	31	47	74	97

数据来源：2008—2012年甘肃省通渭县马营镇中心乡镇卫生院现场调查

第三节　政府对农村医疗卫生机构基础设施建设投入情况分析

农村医疗卫生服务体系主要包括县级医院、乡镇卫生院、村卫生室和其他公共卫生服务机构等，政府对这些农村医疗卫生机构的基础设施建设投入承担主要责任。近年来，尤其是新医改以来，在"保基本、强基层、建机制"的基本原则下，国家进一步加大卫生投入，全面加强了农村医疗卫生服务体系建设。本节梳理了 2001 年以来政府对农村医疗卫生机构基础设施建设的投入情况，并从公平的角度对农村医疗卫生机构建设投入进行了绩效分析。

一、新医改实施前国家对农村医疗卫生机构基础设施建设投入情况

（一）血站建设

为改善我国采供血机构的基本条件，满足临床用血需要，保证人民群众的用血安全，2001—2002 年，国家实施了以中西部地区为重点的血站建设。累计投入 22.5 亿元（其中中央专项投资 12.5 亿元）支持 459 个省级血液中心、市级中心血站以及县级血库业务用房建设和设备购置。通过实施该项目，我国采供血机构长期存在的硬件设施严重不足、布局不合理、机构不健全的被动局面得到了彻底改变，我国主要城市特别是中西部地区的采供血机构基础设施条件大幅度改善，有效保证了临床用血安全。

（二）疾病预防控制体系建设

为加强我国疾病预防控制工作，2002—2003 年，国家实施了疾病预防控制体系建设，重点加强中西部地区省、市、县三级疾病预防控制机构建设。累计投入 105 亿元（其中中央专项投资 29.2 亿元）支持 2448 个疾病预防控制机构基础设施建设，完成业务用房建筑面积 729 万平方米。该项目的实施，大大提升了中国疾病预防控制体系的整体水平，提高了中国应对重大疾病的

能力，为进一步完善中国公共卫生体系奠定了坚实的基础。

（三）突发公共卫生事件医疗救治体系建设

为加强和完善突发公共卫生事件医疗救治体系，提高医疗救治能力和水平，2003—2005 年，国家实施了突发公共卫生事件医疗救治体系建设，重点加强中西部地区省、市、县三级传染病医院（综合医院传染病区）和省、市级紧急救援中心建设。累计投入 164 亿元（其中中央专项投资 57.6 亿元）支持 2668 个传染病医院（综合医院传染病区）和紧急救援中心基础设施建设，完成业务用房建筑面积 597 万平方米。该项目的实施，极大地提升了中国应对传染病的能力，进一步强化了中国的医疗救治体系。

（四）农村巡回医疗车项目

为解决边远贫困地区农民看病难问题，2003—2005 年，国家实施了农村巡回医疗车项目，累计安排中央专项投资 3.97 亿元，为中西部地区 1771 个贫困和少数民族边远县配置了农村巡回医疗车和常用的车载医疗设备。该项目的实施，有效缓解了中西部边远贫困地区农民看病难问题。

（五）农村卫生服务体系建设

为改善农村卫生服务条件，提高农村卫生服务能力，2004—2008 年，国家实施了农村卫生服务体系建设，重点支持中西部地区的乡镇卫生院以及贫困县、民族自治县、边境县中的部分县医院、县中医（民族医）医院、县级妇幼保健机构和部分村卫生室基础设施建设。累计投入 216.84 亿元（其中中央专项投资 147.73 亿元）支持 36418 个农村医疗卫生机构基础设施建设。该项目的实施，推进了县、乡、村三级医疗卫生服务网络的逐步完善，有效改善了农村医疗卫生服务条件，促进了新型农村合作医疗工作的开展，为农村居民健康水平的提高提供了有力保障。

（六）麻风病院村建设

为改善现有麻风病院村居留人员居住及生活条件，2007年，国家实施了麻风病院村建设。累计投入2.5亿元（其中中央专项投资2.2亿元）支持除北京、天津、上海、山西、黑龙江、内蒙古、宁夏7个省（区、市）外的其他24个省（区、市）的104个麻风病院村建设。通过实施该项目，全国约1.8万名麻风病院村居留人员的基本生活、康复和医疗的需求得到了基本满足，确保了麻风病院村居留人员吃饭有保障、住宿有其所、看病有保证，平时还可以看电视、健身等，生活质量明显提高，使得麻风病院村居留人员这一弱势群体能共享到社会主义物质文明和精神文明的发展成果，促进了社会的和谐稳定。

二、新医改以来国家对农村医疗卫生机构基础设施建设投入情况

2009年新医改启动以来，国家安排专项投资相继实施了《健全农村医疗卫生服务体系建设方案》、《农村急救体系建设方案（2011—2013年）》、《县级卫生监督机构建设方案》、《完善基层医疗卫生服务体系建设方案》和《重大疾病防治设施建设方案》等，重点改善全国特别是中西部地区县级医院、乡镇卫生院、村卫生室、县级急救机构、县级卫生监督机构、县级疾病预防控制机构、县级妇幼保健院和其他重大疾病防治机构等农村医疗卫生机构基础设施条件，取得了明显成效。截至2013年，已安排中央专项投资1100多亿元支持以上农村卫生机构建设。

（一）健全农村医疗卫生服务体系（2009—2011年）

1. 建设任务

依据统一的建设标准和规范，对政府举办的2200多所县级医院、6200多所中心乡镇卫生院和25000所村卫生室业务用房进行建设，并配置基本医疗设备，使其具备开展预防保健和基本医疗服务的条件，完善服务功能，提高服务能力，确保实现每个县至少建好1所县级医院、1—5所中心乡镇卫生院、每个行政村都有卫生室的目标。其中，县级医院主要进行业务用房改扩建和设备配置，加强应急救治能力建设，完善辅助设施；中心乡镇卫生院主要改扩建业务用房，加强急诊、产科等功能，完善辅助设施，购置必要设备；村卫生室主要进行业务用房建设。

2. 建设投资

中央重点支持的建设项目总投资930多亿元，其中中央安排投资430亿元，其余全部由地方安排。截至2011年，中央专项投资已全部下达。

3. 建设成效

通过建设，农村医疗卫生机构房屋短缺、破旧和基本诊疗设备不足等不适应农村群众医疗卫生需求的状况明显改观，基本建立了机构网络化、功能标准化、服务规范化的农村医疗卫生服务体系，农村医疗卫生服务体系基础设施条件得到了一定程度的改善，农村居民的健康保障水平整体上有所提高。

（二）农村急救体系（2011—2013年）

1. 建设任务

依据《中央预算内资金县级急救机构建设指导意见》有关要求和规范，重点支持2300所左右县级急救机构新建、改扩建业务用房，装备指挥调度系统，配置4700余台急救车辆和必要的车载急救设备。

2. 建设投资

中央重点支持的建设项目总投资 60 多亿元，其中中央安排投资 40 多亿元，其余全部由地方安排。截至 2013 年，中央专项投资已全部下达。

3. 建设成效

通过建设，2300 多所县级急救机构基础设施条件得到改善，农村急救机构业务用房短缺、急救车辆和设备不足等状况初步改观，基本构建了较为完善的农村急救网络。同时，保障了农村急救体系持续稳定运行，农村居民的急救服务需求初步得到满足。

（三）县级卫生监督机构（2011—2012 年）

1. 建设任务

依据有关要求和规范，重点支持 2400 多所县级卫生监督机构新建、改扩建业务用房，使其具备全面开展基层卫生监督执法工作的基本条件。

2. 建设投资

中央重点支持的建设项目总投资近 60 亿元，其中中央安排投资 40 亿元，其余全部由地方安排。截至 2012 年，中央专项投资已全部下达。

3. 建设成效

通过建设，全国 2400 多所县级卫生监督机构基础设施条件得到改善，彻底改变了基层卫生监督机构业务用房短缺的状况，为建成"结构合理、职责明确、运转协调、行为规范、执法有力、办事高效、保障到位"的卫生监督体系奠定了坚实基础。同时，通过进一步明确卫生监督职能、加强卫生监督队伍建设、完善卫生法制建设、健全财政保障机制，全面加强了基层卫生监督综合执法能力和应急处置能力，逐步建立起统一高效、分级负责、属地管理的卫生监督管理机制，有效维护了公共卫生和医疗服务的秩序。

（四）完善基层医疗卫生服务体系（2012—2016 年）

1. 建设任务

依据统一的建设标准和规范，本着保障基本、提升能力的原则，重点加强县级医院、乡镇卫生院、村卫生室和社区卫生服务机构等建设，改善基础设施条件，完善服务功能，提高服务能力，建成覆盖城乡、结构合理的基层医疗卫生服务体系。其中，一是重点支持服务人口多、医疗资源短缺、经济基础相对薄弱地区的 1000 所左右县级医院建设，改扩建门急诊、医技、住院等业务用房，重点提升儿科、妇产科、应急救治、重症监护等服务能力；二是重点支持辅助设施不完善、房屋陈旧、面积短缺的 2 万所左右乡镇卫生院建设，完善污水污物处理、配电等辅助设施和整治院区环境，同时改扩建部分业务用房；三是重点支持集中连片特殊困难地区和边境、民族、偏远等地区以及艾滋病、血吸虫病等重大疾病多发地区的 10 万所左右村卫生室业务用房建设；四是重点支持社区卫生服务空白点以及基础设施条件差的 200 所左右社区卫生服务机构建设，改扩建业务用房，完善功能布局；五是重点支持边远、贫困地区乡镇卫生院建设约 5 万套周转宿舍，每套不超过 35 平方米，并配备必要生活设施，满足支医人员工作和生活需要。

2. 建设投资

中央重点支持的建设项目总投资近 700 亿元，其中中央安排投资 400 多亿元，其余全部由地方安排。截至 2013 年，已安排中央专项投资近 200 亿元。

3. 预期建设成效

通过建设，全国约 1000 所县级医院、2 万多所乡镇卫生院和社区卫生服务机构以及 10 万所村卫生室等房屋短缺、破旧和辅助设施不完善的状况将得到明显改善，基层医疗卫生资源配置更加合理，功能布局更加科学，基层医疗卫生服务体系进一步完善。同时，随着医药卫生体制改革的深化、基层人才队伍的不断充实和各项配套政策的逐步完善，基层医疗卫生服务能力明显提高，儿科、妇产科等诊治能力得到显著提升，常见病、多发病基本留在县域内治疗，基本医疗卫生服务更加公平可及，服务水平和效率明显提高，为实现人人享有基本医疗卫生服务打下坚实基础。

（五）重大疾病防治设施（2012—2016 年）

1. 建设任务

依据相关建设标准和规范，重点加强疾病预防控制中心、妇幼保健院（所）和其他重大疾病防治机构建设，改善基础设施条件，满足开展重大疾病防治工作的需要。其中，一是支持基础设施条件差的县级和少数地市级共 1000 余所疾病预防控制中心建设，改善实验室和业务用房条件，提高基层疾病监测与防控能力、突发公共卫生事件和灾害疫情处置水平，加强环境卫生和饮用水、放射、学校卫生等的监测与干预等；二是支持业务用房陈旧、短缺的县级和部分地市级共 1100 余所妇幼保健院（所）建设，重点改善未婚和围产期保健、母婴传播性疾病（艾滋病、乙肝、梅毒等）防治、"两癌"筛查、儿童早期综合发展和生长发育监测、新生儿疾病筛查、妇幼营养指导、心理卫生咨询等功能用房条件，为妇女儿童提供更好的预防保健服务；三是根据区域重大疾病流行特点，重点支持承担防治任务较重的 100 余所鼠疫、血吸虫病、结核病、地方病和职业病等防治机构建设，改扩建业务用房，完善功能布局，优化业务流程，使其具备有效开展公共卫生工作的能力；在艾滋病高流行地区支持承担艾滋病感染者和患者收治任务的艾滋病重点医院建设，使其满足为辖区内艾滋病感染者和患者提供医疗救治服务的需求。同时，加强重点区域疾病防治能力建设。

2. 建设投资

中央重点支持的建设项目总投资 190 多亿元，其中中央安排投资 100 多亿元，其余全部由地方安排。截至 2013 年，已安排中央专项投资 40 多亿元。

3. 预期建设成效

通过建设，全国 1000 余所疾病预防控制中心、1100 余所妇幼保健院（所）以及 100 余所承担鼠疫、血吸虫病、结核病、地方病、职业病等防治任务的重大疾病防治机构和艾滋病重点医院的设施条件得到明显改善，具备开展重大疾病防治工作的基本条件。重大疾病防治资源配置更加合理，布局更加科学，重大疾病防治服务能力明显提高。同时，随着医药卫生体制改革的不断深化、人才队伍建设的不断加强和财政保障机制的逐步完善，基层尤其是农村地区疾病监测与防控能力、突发公共卫生事件和灾害疫情处置水平将得到显著提升；妇幼保健院（所）公共卫生服务内容不断拓展、服务覆盖面不断扩大，妇女儿童健康状况得到进一步改善；相关防治机构重大疾病综合防治能力和管理水平明显提高，当地重大传染病、血吸虫病和地方病等疫情及职业病得到有效遏制，为人民群众健康和生命安全提供基本公共卫生服务保障。

三、基础设施建设资金投入的绩效分析

基础设施建设资金投入的绩效主要从专项资金分配的公平性方面来分析。专项资金分配的公平性是指专项资金在各地区的分配与各地区对资金需求的一致性程度。从公平角度出发，对专项

资金需求较高的地区应给予较多的专项资金投入，对专项资金需求较少的地区应给予较少的专项资金投入。

（一）分析原理与方法

1. 资金需求指数

本书选取地区人均 GDP 和人均财政收入作为需求变量，人均 GDP 反映一个地区的经济水平，人均财政收入反映一个地区的政府财政投入能力。计算这两个变量的 Z 评分，作为资金需求指数。

$$Z = （X_i - \Sigma\ X_i/n）/S$$

X_i 代表某一区县的指标参数；$\Sigma\ X_i/n$ 为这一指标参数的均值；S 为变量指标参数的标准差；Z 值代表变量偏离平均值的程度。评分表示 i 省的指标参数值偏离指标参数均值有多大，若 Z 值越大，表示需求越大。

2. 资金分配水平

采用该地区人均项目投入作为项目资金投入水平。

3. 资金需求与投入的一致性分析

通过计算不同地区对中央专项投资的需求指数与中央专项投资在地区投入水平的肯德尔和谐系数 W 值，分析中央专项投资分配的公平性。当显著性水平 $P < 0.05$ 时，说明两者具有一致性，肯德尔和谐系数 W 值越接近 1，说明资金分配与资金需求的一致性程度越高；当显著性水平 $P > 0.05$ 时，说明资金的分配与对资金的需求不一致（见图 3 - 1）。

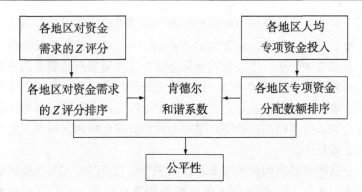

图3-1 确定资金分配公平性的流程图

（二）资金投入绩效分析结果

2009—2013年农村医疗卫生机构建设投资数据统计显示，支持农村医疗卫生机构基础设施建设的中央专项投资中，90%以上用于中西部地区。由于中西部地区经济发展相对滞后，其经济发展水平与东部地区还存在较大差距，中央专项投资重点向中西部地区倾斜，总体上符合对资金需求高的地区给予较多投资补助的公平原则（见图3-2）。

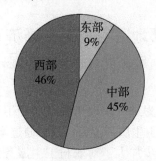

图3-2 中央投资地区间分配比例

另外，通过分析中央专项投资与各项需求因素以及总需求的肯德尔一致性发现，显著性水平 $P < 0.05$，说明资金分配与资金总需求总体公平，中央专项投资分配与各地对资金总需求的肯德尔和谐系数 W 值为 0.873，说明资金分配与资金总需求的一致性程度较高，公平性较好。可见中央专项投资的分配是以各地区的资金需求为基础的，经济水平和财政能力较低的地区得到了较多的专项投资。

从各项需求因素单独来看，中央专项投资的分配与各地区的人均财政收入和人均 GDP 的一致性程度也很高，对经济发展水平较低和财政能力较弱的地区投入力度较大，体现了向贫困和经济欠发达地区倾斜的精神和公平原则（见表 3 – 13）。

表 3 – 13　相关因素与中央专项资金投入的肯德尔和谐系数

指标	W 值	P 值
总体需求指数	0.873	< 0.05
人均财政收入	0.830	< 0.05
人均 GDP	0.875	< 0.05

第四节　西部地区农村卫生经济政策调整后的成效和存在的问题

新医改以来，为进一步改善农村医疗卫生机构业务用房条件，提升农村医疗卫生服务能力，国家通过不断完善调整农村卫生经济政策，进一步加大了对农村卫生服务体系建设的投入力度。本节利用 2009 年以来中央投资支持建设的农村医疗卫生机构全国函调数据（包括 1817 所县级医院和 5003 所乡镇卫生院等），运用比较分析法，从业务用房、卫生技术人员、服务能力及经济运行四方面对农村医疗卫生服务体系建设成效进行了评估，重点对西部地区县级医院和乡镇卫生院的建设情况以及服务能力改善情况等进行了分析，并提出了西部地区农村医疗卫生机构基础设施建设中存在的问题。

一、建设成效

总体来看，经过 3 年的建设，县级医院和乡镇卫生院等农村医疗卫生机构业务用房条件大幅改善，农村医疗卫生服务能力明显提升，农村卫生人才队伍建设全面加强，建设成效显著。

（一）县级医院

1. 业务用房

（1）业务用房面积和床位规模

经过建设，全国县级医院平均业务用房面积显著增加，2011年为 22129 平方米，较 2008 年建设前增长了 26%。其中，西部地区平均业务用房面积最低，仅为 19301 平方米，较 2008 年增长 6%，增幅也最低；东部地区平均业务用房面积和增幅均最大。

同时，床位规模快速增长，县级医院平均开放床位数从2008 年的 242 张增长到 2011 年的 323 张，增幅为 33%，其中，西部地区平均开放床位数尽管低于全国平均水平，但其增长最快，增幅达 38%。

由于县级医院床位规模增长速度高于平均业务用房面积的增长速度，造成县级医院床均面积不升反降，由 2008 年的 72 平方米下降到 2011 年的 69 平方米，中西部地区尤为明显，2011 年床均面积仅为 67 平方米（见表 3 - 14）。

表3－14　县级医院业务用房面积和床位规模

地区	平均业务用房面积（平方米）		平均开放床位数（张）		床均面积（平方米）	
	2008	2011	2008	2011	2008	2011
全国	17544	22129	242	323	72	69
东部地区	19777	28175	305	404	65	70
中部地区	17117	22882	257	339	67	67
西部地区	18140	19301	207	286	88	67

数据来源：2009—2011年中央投资支持建设的农村医疗卫生机构全国函调数据

（2）危房面积

建设后，县级医院危房面积不断减少，房屋质量明显改善。2011年全国县级医院平均危房面积为725.65平方米，较2008年减少27%，危房面积占总建筑面积比重从5.58%下降到2.76%，但西部地区县级医院平均危房面积和危房面积占比仍然相对较高（见表3－15）。

表3－15　县级医院危房情况

地区	平均危房面积（平方米）		危房面积占比（%）	
	2008	2011	2008	2011
全国	998.84	725.65	5.58	2.76
东部地区	550.75	412.41	2.18	1.17
中部地区	1004.88	674.08	5.52	2.48
西部地区	1216.91	962.04	8.02	4.32

数据来源：2009—2011年中央投资支持建设的农村医疗卫生机构全国函调数据

（3）辅助设施

辅助设施建设力度显著加强，90%以上县级医院配备了配电室、总务库房、室内厕所和医疗废物临时存放点等辅助设施，80%以上县级医院配备了洗衣房、医院污水处理等设施，70%以上县级医院配备了垃圾处置房、医疗废物集中处理设施，60%以上县级医院配备了制冷设备。

2. 卫生技术人员

（1）人员数量

总体来看，县级医院卫生技术人员数量呈现逐年递增趋势，2011年平均每个县级医院卫生技术人员的数量较2008年增加了18%。其中，西部地区卫生技术人员数量明显低于中东部地区，2011年西部地区仅为东部地区的63%，但西部地区平均每所县级医院卫生技术人员数量增幅最大，2011年较2008年增长了19.8%（见表3-16）。

表3-16　2008—2011年县级医院平均拥有卫生技术
人员数量（单位：人）

地区	2008	2009	2010	2011
全国	329	352	372	388
东部地区	354	362	382	397
中部地区	306	322	344	363
西部地区	207	222	236	248

数据来源：2009—2011年中央投资支持建设的农村医疗卫生机构全国函调数据

（2）学历结构

县级医院卫生技术人员学历基本以大专及以上学历为主，2011年大专及以上学历人员约占卫生技术人员总数的71.61%，较2008年有所提高，略高于当年全国医院70.7%的平均水平。

其中研究生和大学本科学历卫生技术人员所占比例增幅较大，尤其是研究生学历卫生技术人员所占比例从 2008 年的 0.26% 增加到了 2011 年的 1.92%。

从区域分布看，西部地区卫生技术人员学历水平最低，研究生和大学本科学历人员占比均低于全国平均水平，远低于东部地区（见表 3 - 17）。

（3）职称结构

县级医院拥有正高、副高专业技术资格的卫生技术人员比例有所提高。2011 年，副高以上卫技人员占卫技人员总数的 9.29%，但仍低于当年全国医院 10.10% 的平均水平。从区域分布看，2011 年西部地区拥有正高专业技术资格卫生技术人员的比例最低，仅为东部地区的三分之一左右，约为全国平均水平的一半（见表 3 - 18）。

表 3 -17　县级医院卫生技术人员学历构成（单位:%）

年	学历	全国	东部地区	中部地区	西部地区
2008	研究生	0.26	0.39	0.25	0.19
	大学本科	24.28	26.74	24.31	22.61
	大专	39.19	34.86	39.61	41.42
	中专	30.57	32.81	30.12	29.77
	高中	4.32	3.99	4.35	4.50
	初中及以下	1.38	1.21	1.36	1.51
2011	研究生	1.92	2.39	2.37	0.84
	大学本科	30.44	37.61	28.93	27.84
	大专	39.25	32.99	40.21	42.10
	中专	24.59	23.83	24.56	25.18
	高中	2.97	2.48	3.09	3.13
	初中及以下	0.83	0.70	0.84	0.91

数据来源：2009—2011 年中央投资支持建设的农村医疗卫生机构全国函调数据

表3-18　县级医院卫生技术人员专业技术资格构成（单位:%）

年	专业技术资格	全国	东部地区	中部地区	西部地区
2008	正高	0.92	1.51	0.91	0.45
	副高	7.11	8.62	6.79	6.45
	中级	33.93	35.03	34.67	31.75
	师级/助理	35.12	34.34	34.27	37.25
	士级	17.47	15.36	18.30	17.71
	其他	5.45	5.14	5.06	6.39
2011	正高	1.16	1.88	1.11	0.68
	副高	8.13	8.83	8.25	7.36
	中级	31.91	33.20	32.56	29.75
	师级/助理	33.83	33.69	33.36	34.80
	士级	19.20	17.00	19.52	20.35
	其他	5.77	5.40	5.20	7.06

数据来源：2009—2011年中央投资支持建设的农村医疗卫生机构全国函调数据

3. 服务量

（1）年门急诊人次

2008—2011年县级医院年门急诊人次逐年增长，2011年县级医院平均年门急诊人次数达到17.37万，中西部地区均低于全国平均水平（见图3-3）。

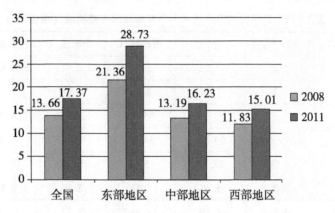

图 3 - 3　县级医院平均年门急诊量（单位：万人次）

（2）年入院人次

2008—2011 年县级医院年入院人次呈现上升趋势，2011 年全国县级医院平均年入院人次达到 12494。但地区差异仍然较为明显，2011 年西部地区县级医院年平均入院人次数仅为东部地区的 62.47%（见图 3 - 4）。

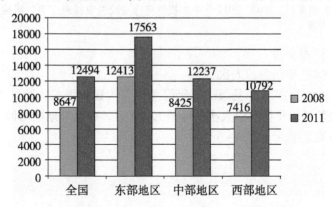

图 3 - 4　县级医院平均年入院人次数（单位：人次）

（3）床位使用率

县级医院平均床位使用率逐年提高，由 2008 年的 84.80%提高到 2011 年的 92.26%。同时，县级医院床位使用率地区差异进一步缩小，东部地区和西部地区床位使用率的差距从 2008年的 5.0 个百分点缩小至 2011 年的 3.6 个百分点。由此可见，尽管近年来县级医院床位规模增幅明显，但床位使用率始终维持在较高水平（见图 3 - 5）。

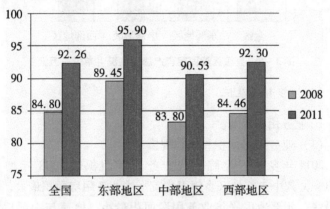

图 3 - 5　县级医院床位使用情况（单位:%）

4. 经济运行

（1）固定资产总值

县级医院固定资产总值大幅增加，平均每所县级医院固定资产总值从 2008 年的 4802.72 万元增加到 2011 年的 7342.49 万元，增幅超过 50%。但西部地区无论是固定资产总值还是其增长幅度，均低于全国平均水平（见图 3 - 6）。

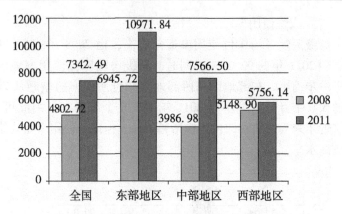

图3-6 县级医院固定资产总值情况（单位：万元）

（二）乡镇卫生院

1. 业务用房

（1）业务用房面积和床位规模

2011年乡镇卫生院平均业务用房面积较2008年增长了32.3%，其中东部地区乡镇卫生院平均业务用房面积最大，增速也最快；西部地区平均业务用房面积最小，增速与中部地区相当。同时，乡镇卫生院床位规模稳步增加，床均面积除东部地区外，中西部地区变化不大，但均超过了《乡镇卫生院建设指导意见》中的建设标准（见表3-19）。

表3-19 乡镇卫生院业务用房面积及床位规模

地区	平均业务用房面积（平方米）		平均开放床位数（张）		床均面积（平方米）	
	2008	2011	2008	2011	2008	2011
全国	2025	2679	33	39	62	68
东部地区	2560	3763	39	45	66	84

续表

地区	平均业务用房面积（平方米）		平均开放床位数（张）		床均面积（平方米）	
	2008	2011	2008	2011	2008	2011
中部地区	1967	2535	35	43	56	59
西部地区	1725	2241	28	33	62	69

数据来源：2009—2011 年中央投资支持建设的农村医疗卫生机构全国函调数据

（2）危房面积

乡镇卫生院平均危房面积由 2008 年的 163.5 平方米下降到 2011 年的 103.4 平方米，降幅为 36.8%，危房面积占总建筑面积的比例也由 2008 年的 8.1% 下降到 2011 年的 3.9%。西部地区乡镇卫生院平均危房面积仍较大，危房面积占比超过了中东部地区（见表 3-20）。

表 3-20　乡镇卫生院危房情况

地区	平均危房面积（平方米）		危房面积占比（%）	
	2008	2011	2008	2011
全国	163.5	103.4	8.1	3.9
东部地区	133.7	99.1	5.2	2.6
中部地区	167.3	105.1	8.5	4.1
西部地区	164.9	101.4	9.6	4.5

数据来源：2009—2011 年中央投资支持建设的农村医疗卫生机构全国函调数据

（3）辅助设施

总体来看，乡镇卫生院辅助设施配备情况较 2008 年明显改善。辅助设施中的污水处理设备拥有率不高，2011 年东部地区仅有 67.4% 的乡镇卫生院拥有，而中西部地区这一比例还不足 40%（见表 3 - 21）。

表 3 - 21　乡镇卫生院污水处理设施拥有率（单位：%）

地区	2008	2011
全国	14.2	36.4
东部地区	41.5	67.4
中部地区	11.8	29.5
西部地区	11.8	37.9

数据来源：2009—2011 年中央投资支持建设的农村医疗卫生机构全国函调数据

2. 卫生技术人员

（1）人员数量

2008—2011 年，乡镇卫生院卫生技术人员数量略有增加，但增幅较小。同时，乡镇卫生院全科医生人数有所增加，不过区域差距仍然较大，东部地区平均每所乡镇卫生院拥有的全科医生人数远超过中西部地区（见表 3 - 22）。

表 3 - 22　乡镇卫生院平均拥有卫生技术人员和
全科医生情况（单位：人）

地区	卫生技术人员		全科医生	
	2008	2011	2008	2011
全国	40	43	3	4
东部地区	47	51	10	14
中部地区	47	49	2	3
西部地区	29	33	2	3

数据来源：2009—2011 年中央投资支持建设的农村医疗卫生机构全国函调数据

（2）学历结构

2011 年，乡镇卫生院大专及以上学历卫生技术人员的比例较 2008 年明显提高，其中东部地区占比最高，西部地区次之，中部地区最低。中专及以下学历卫生技术人员的比例相应减少，学历结构有所改善，但均无研究生学历的卫生技术人员（见表3-23）。

（3）职称结构

2011 年乡镇卫生院卫生技术人员中拥有副高和中级专业技术资格的比例较 2008 年小幅增加，其中东部地区拥有副高和中级专业技术资格的卫生技术人员的比例最高，中部地区次之，西部地区最低（见表3-24）。

表3-23 乡镇卫生院卫生技术人员学历构成（单位:%）

年	学历	全国	东部地区	中部地区	西部地区
2008	研究生	0.00	0.00	0.00	0.00
	大学本科	5.57	13.94	4.17	5.84
	大专	34.81	39.25	31.49	41.53
	中专	47.95	34.35	51.48	44.30
	高中	7.61	7.27	8.67	5.04
	初中及以下	4.06	5.19	4.19	3.29
2011	研究生	0.00	0.00	0.00	0.00
	大学本科	8.06	17.37	6.38	8.58
	大专	39.50	42.89	35.83	46.62
	中专	43.26	29.36	47.50	38.52
	高中	6.09	6.14	7.11	3.78
	初中及以下	3.09	4.24	3.18	2.50

数据来源：2009—2011 年中央投资支持建设的农村医疗卫生机构全国函调数据

表 3-24 乡镇卫生院卫生技术人员专业技术资格构成（单位:%）

年	专业技术资格	全国	东部地区	中部地区	西部地区
2008	正高	0.00	0.00	0.00	0.00
	副高	1.05	1.87	0.96	0.91
	中级	21.27	26.61	21.96	17.16
	师级/助理	38.48	39.06	38.60	37.92
	士级	27.29	22.63	26.55	31.22
2011	正高	0.00	0.00	0.00	0.00
	副高	1.35	2.94	1.12	1.19
	中级	22.70	28.02	24.10	17.31
	师级/助理	36.85	37.39	37.10	36.05
	士级	27.97	22.27	26.93	32.74

数据来源：2009—2011 年中央投资支持建设的农村医疗卫生机构全国函调数据

3. 服务量

全国乡镇卫生院平均年门诊人次小幅增加，2011 年较 2008 年增加了 8%，但西部地区仍然偏低，2011 年平均年门急诊人次仅为东部地区的 54.8%。2011 年乡镇卫生院的年入院人次较 2008 年增加了 11.59%，不同地区年入院人次差别不大（见表 3-25）。

表 3-25 乡镇卫生院平均年门急诊人次和入院人次（单位：人次）

地区	年门急诊人次		年入院人次	
	2008	2011	2008	2011
全国	29500	31800	1312	1464
东部地区	38500	50200	1364	1515

续表

地区	年门急诊人次		年入院人次	
	2008	2011	2008	2011
中部地区	33000	32300	1316	1490
西部地区	23000	27500	1296	1416

数据来源：2009—2011 年中央投资支持建设的农村医疗卫生机构全国函调数据

4. 经济运行

（1）固定资产总值

2011 年，全国乡镇卫生院的平均固定资产总值较 2008 年大幅增加，增幅达到 65.6%。东部地区平均每个乡镇卫生院固定资产总值超过了中部和西部地区的总和，其增幅也最大，达到了72.65%，这也间接加剧了不同地区间乡镇卫生院发展的不平衡（见图 3-7）。

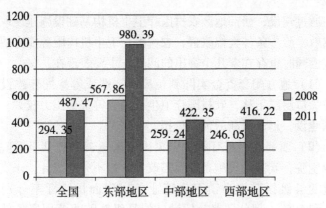

图 3-7 乡镇卫生院平均固定资产总值情况（单位：万元）

（2）业务收入

2008—2011 年，乡镇卫生院平均业务收入呈上升趋势，但东部地区乡镇卫生院平均业务收入远超过中西部地区（见表3 - 26）。

表 3 – 26　2008—2011 年乡镇卫生院平均业务收入情况（单位：万元）

地区	2008	2011
全国	502. 32	624. 87
东部地区	780. 28	993. 81
中部地区	452. 91	561. 77
西部地区	470. 41	600. 68

数据来源：2009—2011 年中央投资支持建设的农村医疗卫生机构全国函调数据

二、建设中存在的问题

通过建设，西部地区农村医疗卫生机构基础设施建设取得积极成效，服务条件大幅改善，农村医疗卫生机构服务能力明显提升。但同时也存在着几个突出的问题，主要表现在：

（1）地方配套资金实际到位率低，造成筹集配套建设资金任务关口层层下移，农村医疗卫生机构自筹资金压力较大，甚至贷款建设，形成了新的债务负担。

（2）西部地区还有不少中央投资未覆盖到的县级医院、乡镇卫生院，其基础设施条件亟需改善。据不完全统计，未支持建设过的县级医院、乡镇卫生院业务用房面积达标率分别不足40%和60%；部分已支持建设过的县级医院业务用房条件虽有改善，但随着床位规模和住院人次的快速增长，现有房屋和设备依然难以满足实际需求，有待进一步加强。

（3）农村卫生技术人员严重缺乏，农村每千人口卫生技术人员仅为城市（7.9 人）的40%，每千人口执业（助理）医师仅为 1.33 人，农村执业（助理）医师的年平均增长速度仅为城市的 48%。这一情况在西部地区农村更为突出，其每千人口卫生技术人员数仅为 3.28 人，每千人口执业（助理）医师仅为 1.3 人，严重影响了基层医疗卫生服务能力的快速提升。

第五节　西部地区新农合筹资政策和
筹资水平分析

新农合是当前中国农村居民最主要的医疗保障形式，很大程度上解决了农民的看病贵、因病致贫和因病返贫等问题。随着国家对医疗保障制度投入的不断增加和新农合制度的全面覆盖，农村居民尤其是西部地区农民的卫生服务利用得到大幅提高。新农合筹资主要来自各级政府投入和参合农民缴纳两个渠道。

禄丰县隶属于云南省楚雄彝族自治州，是典型的西部民族地区，也是全国第一批新农合试点县。自 2003 年 8 月实行新农合试点以来，禄丰县在新农合筹资、补偿和支付方式改革等方面开展了卓有成效的探索，其新农合制度的发展历程已经成为我国西部地区新农合制度实施的缩影。因此，本书对禄丰县新农合制度的研究可充分代表西部地区新农合制度的实施情况。本节重点分析了禄丰县新农合的筹资政策和筹资水平。

一、新农合覆盖情况

（一）县覆盖率

截至 2012 年，全国 2856 个县中有 2566 个县启动实施了新农合，占 89.85%。其中，东部地区开展新农合的县占比较低，为 71.82%，这主要与东部地区经济发展水平和城镇化水平较高有关，中部地区和西部地区开展新农合的县比例达到了 95% 左右（见表 3－27）。

表 3－27　2012 年新农合开展情况

地区	县（个）	开展新农合的县（个）	新农合开展率（%）
全国	2856	2566	89.85
东部地区	692	497	71.82
中部地区	1087	1032	94.94
西部地区	1077	1037	96.29

数据来源：2012 年新型农村合作医疗信息统计手册

（二）人口覆盖率

新农合的人口覆盖率（也叫参合率）是指参加新农合的农民占本地区农业人口的比例，反映了新农合制度的覆盖情况。从新农合人口覆盖情况来看，2012 年，全国 90% 以上的农业人口都参加了新农合，其中中部地区和西部地区的参合率超过了 90%，东部地区略低，为 88.3%（见表 3－28）。

表 3－28　2012 年全国新农合人口覆盖情况

地区	农业人口数（万人）	参合农民数（万人）	参合率（%）
全国	87858	80530	91.7
东部地区	27093	23933	88.3
中部地区	32644	29821	91.4
西部地区	28121	26776	95.2

数据来源：2012 年新型农村合作医疗信息统计手册

　　由此可见，中西部地区新农合开展情况好于东部地区，中西部地区农村居民医疗保障的覆盖水平较高，这对于减轻中西部地区农民的疾病就医负担起到了重要作用。

（三）云南省禄丰县新农合覆盖情况

　　2003—2006 年，禄丰县开展新农合初期，该县农民参合率稳定在 87% 左右；2007 年全县参合农民 302260 人，参合率首次突破 90%，2008 年和 2009 年出现了参合率连续增长的趋势，2010—2012 年，禄丰县新农合参合率持续稳定在 97% 以上（见表 3 – 29）。

表 3 – 29　禄丰县新农合参合情况

年	农业人口（人）	参合人数（人）	参合率（%）
2003—2004	322397	280728	87. 08
2005	324945	281413	86. 60
2006	332448	288565	86. 80
2007	335485	302260	90. 10
2008	348276	326725	93. 81
2009	350777	335757	95. 72
2010	353023	345551	97. 88
2011	355538	346150	97. 36
2012	353618	348823	98. 64

　　数据来源：2004—2012 年禄丰县新型农村合作医疗统计报表

　　参合率虽然不能作为新农合实施情况的绝对评价指标，但在很大程度上反映了农民对新农合的认可程度。禄丰县开展新农合以来，通过创新筹资机制、有效控制医疗费用和改变乡村两级的卫生服务模式等措施，得到了广大农民的普遍认可和拥护，参合农民对新农合的满意度高达 98.18%。

与西部地区和全国相比，禄丰县自 2003 年开展新农合以来，参合率高于全国和西部地区的平均水平（见表 3 – 30）。

表 3 – 30　禄丰县新型农村合作医疗参合率（单位：%）

地区	2004	2005	2006	2007	2008	2009	2010	2011	2012
禄丰县	87.08	86.60	86.80	90.10	93.81	95.72	97.88	97.36	98.64
西部地区	75.58	69.98	77.96	84.96	87.05	93.00	91.96	93.55	93.25
全国	75.20	75.66	80.66	86.20	91.54	94.19	96.00	97.48	98.26

数据来源：2004—2012 年禄丰县新型农村合作医疗统计报表

二、新农合筹资水平

新农合基金主要来源于中央和地方各级财政补助以及农民个人缴纳等。随着新农合制度的不断完善和推进，新农合人均筹资标准及财政补助标准逐年提高。其中，人均筹资标准已从 2004 年的不低于 30 元提高到 2012 年的 300 元，中央及地方各级财政补助标准也由 2004 年的人均 20 元提高到 2012 年的人均 240 元，较试点初期增长了 11 倍（见表 3 – 31）。

表 3 – 31　2004—2012 年新农合人均筹资标准（单位：元）

年	人均筹资标准（不低于）	中央和地方各级财政补助标准（不低于）	农民个人缴纳标准（不低于）
2003—2005	30	20	10
2006—2007	50	40	10
2008	90	80	10
2009	100	80	20
2010	150	120	30

续表

年	人均筹资标准（不低于）	中央和地方各级财政补助标准（不低于）	农民个人缴纳标准（不低于）
2011	250	200	50
2012	300	240	60

数据来源：2012 年新型农村合作医疗信息统计手册

从不同地区新农合人均筹资水平来看，2012 年全国人均新农合筹资 394 元，其中东部地区最高，达到 418 元；西部地区也超过了全国平均水平，为 402 元；中部地区人均筹资水平仅为 375 元（见表 3 – 32）。

表 3 – 32　2012 年不同地区新农合筹资水平

地区	新农合基金总额（亿元）	参合农民数（万人）	人均筹资水平（元）
全国	3172	80531	394
东部地区	770	18415	418
中部地区	1325	35339	375
西部地区	1077	26777	402

数据来源：2012 年新型农村合作医疗信息统计手册

从新农合筹资结构来看，2012 年中央财政补助重点向中西部地区倾斜，农民个人缴纳占比相应较低，东部地区以地方财政补助为主，农民个人缴纳占比略高（见表 3 – 33）。

表 3 – 33　2012 年不同地区新农合筹资结构 （单位:%）

地区	中央财政补助占比	地方财政补助占比	农民个人缴纳占比	其他占比
全国	30.69	32.79	14.06	22.46
东部地区	11.68	53.04	17.22	18.06

续表

地区	中央财政 补助占比	地方财政 补助占比	农民个人 缴纳占比	其他占比
中部地区	35.12	29.10	13.50	22.28
西部地区	38.83	22.85	12.47	25.85

数据来源：2012 年新型农村合作医疗信息统计手册

三、新农合筹资方式及评价

（一）筹资方式

中国的新型农村合作医疗是建立在农民自愿的基础上，由政府倡导并资助的一种互助共济的医疗保障制度。2003 年中国开展新型农村合作医疗试点以来，各地结合当地实际，充分发挥智慧，探索出多种形式的筹资方式。通过查阅相关资料，本书总结了新农合的几种典型筹资方式：

1. 传统筹资

2003 年我国启动新农合试点后，最初采用的就是传统筹资方式。即每年 10 月以后筹集第二年的新农合参合资金，由县级政府组织印发宣传资料，由县、乡镇、村干部或村医组成筹资队伍，分片包村入户，以户为单位宣传发动，在尊重农民自愿的基础上，收缴农民参合资金。传统筹资耗时长，动用人力多，筹资成本较高，接近筹资总额的 20%。

2. 滚动筹资——江苏省赣榆县

赣榆县（今赣榆区）2003 年开展新农合时采取的是传统的筹资方式，经过长期摸索，在筹资方式上完成了从传统筹资到滚动筹资的转变。滚动筹资的主要做法是：在实行门诊和住院统筹的前提下，在全年时间范围内，参加新型农村合作医疗的农民在定点医疗机构就诊或住院减免补偿医药费用时，本着自愿的原则，用减免或补偿所得的费用预缴该户次年参加新农合的资金。参合农民在定点医疗机构获得现场减免或补偿后，补偿金额作为下一年的参合费用，登记在合作医疗证上，以户为单位，按人均缴费标准自愿缴足为止，并可以适当延长筹资时间，逐步变一年一筹为两年一筹。对当年没有预缴费或缴费不全的农户，在每年年底前再由乡村医生入户收取。

实行滚动筹资以来，赣榆县的农民每年都能主动缴纳参合资金，节省了大量宣传发动和入户收取的成本，保证了参合资金的顺利到位，取得了较好的效果。

3. 储蓄转账筹资——浙江省开化县

开化县是浙江省经济较不发达地区，外出务工人员较多，有些常年不回家，有些仅在过年期间才回家几天。开展新农合以来，开化县根据当地外出务工人员较多、农村信用合作社在各乡镇网点健全以及农民基本都有信用社储蓄账户的特点，将筹资方式由原来的传统筹资逐步过渡到传统筹资和储蓄账户转账相结合的筹资模式。其主要做法是：每年1—3月，由乡村干部和信用社工作人员发动，采取农户委托当地信用社在储蓄账户中扣缴参合资金的方式。愿意转账缴费的，与当地信用社签订委托协议，按代扣办法缴纳，不愿意的仍由乡村干部上门收取。如需中途退出转账缴费，只需与信用社解除协议关系即可，每年第一季度为合作医疗集中缴费时间，由信用社征得农民同意后从储蓄账户中统一扣除参合费用。由信用社统一转账参合费用，方便了外出务工人员参加新农合，对于储蓄账户中有存款的农民，只需要签一个协议就可以缴纳新农合资金，在一定程度上简化了筹资程序。

4. 多种筹资——云南省寻甸县

作为国家级贫困县，寻甸县新农合筹资难度较大。寻甸县结合当地农民较为贫困的实际，制定了《寻甸回族彝族自治县新型农村合作医疗筹资办法》，建立了除传统筹资外的乡村医生结合防保工作筹资、烤烟收购委托筹资、小额信贷委托筹资、贫困农民救助参合、农业人口独生子女奖励参合和滚动式预缴费等六种筹资模式，创新了筹资方式。以 2007 年的农民缴费情况为例，全县参合农民 47.07 万人，参合率 98.33%，传统方式筹资占48.50%，其他多种方式筹资占 51.50%。其他多种筹资方式中，以烤烟收购委托筹资和乡村医生结合防保工作入户收取为主要方式。

烤烟收购委托筹资的主要做法是：结合烤烟是当地主要经济作物，出售烤烟是农民主要收入的实际，该县村委会在与农民签订烤烟种植合同和收购烤烟时对农民进行宣传发动，在其自愿的基础上，与农民签订《委托代扣协议书》。每年 9 月烤烟收购付款时，由县信用联社根据《委托代扣协议书》以户为单位代扣农民次年参合费用，代扣时由县信用联社向农民开具《新型农村合作医疗专用收款收据》。各乡镇合管办根据村委会上交的《委托代扣协议书》和《新型农村合作医疗专用收款收据》与县信用联社结账，所缴资金按月上缴县合作医疗基金专户。各乡镇合管办根据已代扣的《委托代扣协议书》统计名册返村委会填写缴费农民《新型农村合作医疗证》。

乡村医生结合防保工作筹资的主要做法是：考虑到当地交通不便、农民居住较分散、农村卫生服务网络较为健全、乡村医生在农民中信任度较高等特点，鼓励乡村医生在日常的防保工作和看病时宣传合作医疗政策，动员病人在看病时或方便时主动将参合资金交到乡村医生处，由乡村医生开出收据，定期把参合费用交到乡镇合管办，一年结算一次。这种方式不仅方便了农民，也降低了乡村干部的工作负担。

通过多种筹资方式的结合，为更多的农民探索不同的筹资方式，寻甸县近年来的参合率一直保持在 90% 以上，成效显著。

5. "三定"筹资——安徽省岳西县

岳西县通过长期的实践，将原来的传统筹资方式逐渐转变为"三定"筹资方式，即定时间、定地点、定交费金额，引导农民自愿交费。三定筹资的主要做法是：在合作医疗筹资过程中突出政府主导的原则，运用各级政府的行政职能，进行组织协调。

在农民充分信任、真正受益的前提下，基层政府在做好宣传动员工作的基础上，以村为单位，以村民委员会为责任主体，每年10月，采取"三定"筹资的方式，变干部上门收取为农民主动送缴，形成"村为主、组配合、户自愿"的合作医疗筹资模式。

自2006年底实行"三定"筹资以来，岳西县仅用了7天的时间就基本收齐了全部参合资金，而且减少了乡村干部的工作量，收到了很好的效果。

6. 村民自治筹资——湖北省武穴市

考虑到挨家挨户签订新型农村合作医疗服务合同的程序繁杂和成本高等问题，武穴市充分发挥村民自治的民主传统，采取村民自治的模式进行筹资。村民自治筹资的主要做法是：充分发扬民主，农民是否参合由村民代表会先表决，表决同意全村参合后再由乡镇卫生院、乡镇合管办与村委会签订筹资服务合同，并在每年的合作医疗实施方案中充分征求村民意见，不断修改完善。

村民自治筹资充分发挥了村民委员会的民主决策职能，由与每家农民签订合作医疗合同简化到与全村统一签订一份合同，在减少成本的同时，也得到了广大农民的积极拥护。

（二）对几种筹资方式的评价

以上几种筹资方式，筹资的主体主要是政府、医疗机构和信用社等第三方。同一主体的不同筹资方式尽管做法不尽相同，但本质上有相同之处。如政府主导的"三定"筹资和村民自治组织筹资方法，都是在传统筹资的基础上，改良了形式和操作过程，尽可能达到简化筹资程序、提高筹资效率、降低筹资成本的目的。

　　总体来看，几种筹资方式都是在结合当地实际情况的基础上进行的有益探索和积极尝试，在节省成本、提高筹资效率方面取得了明显成效。从筹资方式演变的过程来看，各地在试点初期采取的都是传统筹资方式，开展一年或者几年以后，在传统筹资的基础上进行形式改良或者改变筹资的主体，经过不断修正调整，形成适合的筹资方式。几种筹资方式各有特点：滚动筹资的主体是医疗机构，在住院补偿时是可行的，但在门诊补偿时实行滚动筹资，筹资更为烦琐，并且增加了记账成本，也难以实现全部覆盖；储蓄转账筹资对于东部发达地区具有一定的优势，但也存在一些问题，比如储蓄账户中没有存款时，还必须先存一部分钱进去以备转账，而且需要信用社工作人员和村干部层层通知，使得筹资程序复杂化；村医筹资虽然可以通过乡村医生的日常工作实现，也易于被农民接受，但其应作为政府委托的筹资方式，而不能脱离政府独立运作；烤烟代扣筹资在具有一定规模的经济作物种植地区有较好的适用性，如在种植茶叶、瓜果等经济作物的地区，有一定的推广价值；"三定"筹资和村民自治筹资突出了政府筹资的主体地位，体现了筹资过程的不同环节，可以结合实施（见表 3 – 34）。

表 3 – 34　几种筹资方式的对比

筹资方式	适用阶段	适用地区	优点	存在的问题
滚动筹资	合作医疗开展1年以后	①三级卫生网络健全 ②门诊实行统筹 ③乡村医疗卫生机构具备较好的服务能力和管理能力 ④农民对新农合充分信任	①操作较为简便 ②成本低	①对住院补偿可进行滚动筹资，但覆盖率低 ②由于门诊补偿比的制约，需要几次才能滚动筹齐全家的参合资金，记账成本高 ③并不能覆盖全体农民 ④难以体现门诊统筹的优越性
储蓄转账筹资	合作医疗开展1年以后	①经济较发达 ②信用社网点分布广泛	①操作简便 ②成本低 ③时间短	①适用范围较小，仅限于农民有储蓄账户的地区 ②操作的前提是签订转账合同，需要人力成本 ③账户中没有钱的农民，增加了通知其存钱的环节
村医筹资	合作医疗开展1年以后	①三级卫生网络健全 ②乡村医疗卫生机构具备较好的服务能力和管理能力 ③农民对村医信任度高	①提高村医筹资的责任感 ②促进村医服务意识和能力的提高 ③方便农民，成本低	①受到村医的威信和服务能力的影响 ②加大了村医的工作量

续表

筹资方式	适用阶段	适用地区	优点	存在的问题
烤烟代扣筹资	合作医疗开展1年以后	①经济作物普遍种植的地区②具备统一收购的组织或平台	①成本低②操作方便	①仅适用于经济作物大面积种植区②签订协议需要人力成本③筹资的时间与经济作物收购时间必须一致
村民自治筹资	合作医疗开展1年以后	①村民民主意识较强②村委会管理能力强③村委会成员在村民中具有公信力和号召力	①充分体现村民民主②增强村民参合责任感③农民参与合作医疗方案制定和监督	①召集村民较为困难,村民代表大会沦为形式②大会的召集需要成本③仍然不能做到充分体现个人自愿④只是筹资发动阶段的方法,过程仍为传统筹资
"三定"筹资	合作医疗开展3年以后	①政府行政干预力度强②农民对合作医疗充分信任,积极性高	①政府支持力度大②容易形成规模效应③社会影响效果好④筹资时间短	①受政府行政能力水平影响②受筹资时间限制,有时候不能做到方便农民

四、新农合筹资机制

2005 年以来,云南省禄丰县开展的多层次筹资,是在创新筹资增长机制方面的积极探索,其主要目的是引导农民自愿提高筹资水平,以更大限度地提高新农合资金的风险共济能力,进而提高参合农民受益水平。新农合实施 10 年来，全国新农合筹资水平持续提高，但其增长还缺乏制度设计和规划。因此，需要从制度和实践上探索建立可持续的新农合筹资机制。

（一）建立可持续新农合筹资机制的必要性

基金筹集是医疗保险得以运行的根本保证。中国的新农合制度之所以能够迅速发展正是因为建立了稳定的筹资来源和多方分担的机制。在新农合开展的初期，通过明确筹资来源和各个筹资主体责任，为新农合制度的建立和顺利开展提供了重要支撑。

但随着新农合的稳步开展，农民对新农合的利用率大幅度增加，筹资水平较低带来的问题也逐渐暴露出来。如果筹资水平的增速慢于医疗费用水平和利用率的增速，原本就较低的筹资水平会使补偿水平一直在低位徘徊并且有继续走低的趋势。在这种低筹资水平和高医疗费用双重制约下，新农合仍然只是一种低水平补偿的互助共济制度，尚不能成为一种分担农民疾病经济负担的制度，也不能解决农民因病致贫、因病返贫的问题。

提高新农合筹资水平，一方面可以通过加大政府的投入力度，提高中央和各级地方政府的配套补助；另一方面就是不断提高农民的筹资水平。2009 年以来，中央和地方政府都加大了资金投入，各级政府补助资金从 80 元提高到了 240 元，政府投入已经占到新农合筹资总额的 80%，充分发挥了筹资主体的作用。

与此同时，农民的个人筹资水平也需相应增加，但很多农民在主动提高缴费水平方面认识还不足。云南省禄丰县 2005 年开展了新农合多层次筹资，就是在提高农民对参合缴费责任的认识、测试农民筹资心理和可承受能力方面的积极探索。因此，建议今后可根据农民人均纯收入的变化调整个人筹资水平。

（二）云南省禄丰县多层次筹资的主要做法

2005 年，禄丰县采取了自愿原则下的渐进式筹资增长方式，即在人均筹资水平不低于 10 元的基础上，允许并鼓励部分农民自愿选择 10 元、15 元和 20 元的不同缴费档次。同时，为不同的缴费档次设计相应的服务包，让参合农民享受相应的补偿和服务，包括门诊补偿比、诊疗项目价格优惠、封顶线和家庭保健服务。2008 年，筹资档次调整为 10 元、20 元和 30 元三档（见表3-35）。

表3-35　禄丰县 2008 年新农合筹资与补偿设计

补偿类别		起付线（元）	缴费 10 元		缴费 20 元		缴费 30 元	
			补偿比例（%）	封顶线（元）	补偿比例（%）	封顶线（元）	补偿比例（%）	封顶线（元）
门诊	乡镇卫生院、村卫生室	—	40		45		50	
住院	乡镇卫生院	80	70	10000	70	15000	70	20000
	县级医院	200	55		55		55	
	县级以上定点医院	600	35		35		35	
家庭保健服务		—	不享受		享受		享受	

（三）禄丰县多层次筹资实施效果

多层次的筹资方式更有利于满足农民的多种卫生服务需求，为今后进一步引导农民提高筹资水平奠定了良好的基础，初步建立了农民筹资水平可持续增长机制。

2009 年，按照全国的统一要求，参合农民个人最低筹资标准由原来的人均 10 元提高到 20 元。由于禄丰县一直实行多层次的缴费方式，在人均 10 元最低筹资标准的情况下，许多农民已经自愿选择了缴费 20 元，因此调整缴费水平的过程比较顺利，农民也很容易接受这种调整，该县 2009 年参合率并未受到影响。

按照新医改要求，到 2015 年，各级财政对新农合的补助标准提高到每人每年 360 元，这就要求各级财政在提高筹资补助标准的同时，参合农民个人缴费水平也要随之提高。禄丰县实行的多层次筹资方式，不仅能够满足参合农民的多种需求，为进一步提高筹资水平奠定基础，同时也测试了农民对筹资水平的认同和经济承受能力，为今后制定适宜的个人筹资标准提供参考和借鉴。

第四章 西部地区农村卫生资金分配使用和支付政策分析

农村卫生资金的分配使用和支付是体现卫生资金流向和使用效率的重要环节。卫生资金通过政府投入、医保付费以及个人付费等方式进入医疗卫生系统。如何流向、通过何种方式流入提供医疗卫生服务的各级医疗卫生机构就是卫生资金的分配使用和支付问题，分配的公平性和支付的效率是农村医疗卫生机构可持续运行的关键。本章重点对新医改以来全国和西部地区开展的医疗服务价格调整、基本药物制度以及新农合补偿和支付等政策的实施情况和效果进行分析评价。

第一节 西部地区农村卫生资金分配使用的相关政策

农村卫生经济政策关系到农村医疗卫生机构的经济运行和合理补偿。新医改以来，按照"保基本、强基层、建机制"的基本原则，国家实施了一系列针对农村医疗卫生机构的农村卫生经济政策，其中涉及卫生资金分配使用的政策主要包括医疗服务价格政策和基本药物制度政策。医疗服务价格关系到各类医疗服务的成本和提供，通过提高诊疗费的形式，体现医务人员的劳动价值，以调动医务人员的积极性。基本药物制度政策是当前取消以药补医、保障医疗卫生机构公益性、降低药品费用的重要举措。本节梳理了新医改以来实施的医疗服务价格调整和基本药物制度政策等，并对其实施效果进行了分析。

一、新医改以来医疗服务价格政策

（一）调整医疗服务价格形成机制

规范医疗服务价格管理，体现医疗服务合理成本和技术劳务价值，是新医改对于建立和形成新的医疗卫生服务价格机制的重点要求，也是提高医疗卫生机构补助水平、促进医疗卫生机构正常运行的内生要素。

新医改以来，各地对医疗服务价格形成机制的调整做出了一些有益尝试和探索，主要体现在两个方面：

一是省级价格主管部门对价格管理权限的下放。如安徽省将省级医疗服务价格管理权限下放，医疗服务中省管项目的价格由医改试点城市价格主管部门和卫生行政部门共同核定，从而为进一步开展医疗卫生服务价格调整奠定基础。①

二是一些地区已经对部分医疗服务价格做出适度调整。2010年，上海市按照"有升有降、先降后升、分批调整、分步到位、分类指导"的原则，调整了 2859 项临床诊疗大类项目的收费标准，同时适当拉开二、三级手术收费标准；2011 年，潍坊市按照"总量控制，结构调整"的原则，对全部 4 类 4243 项医疗项目价格进行了结构性调整，有效地降低了大型设备检查、药品和

---

① 卫生部公立医院改革试点协调工作小组办公室：《公立医院改革试点工作简报汇编（2009—2010 年）》，2011 年。

耗材费用，对诊疗和护理费用则相应提高。[1] 2012 年启动县级公立医院改革以来，各地根据中央要求，调整了县级公立医院的床位费、医事服务费和大型设备的检查费等价格。2013 年 9 月，国务院医改办对云南省和贵州省 6 个县级公立医院改革督导报告显示，两省省级物价部门均制定了医疗服务价格调整上下限标准，并将医疗服务定价权下放至地市级和县级物价部门。

2012 年 5 月，中国医疗卫生服务价格政策进行了新的调整，国家发展改革委、卫生部、国家中医药管理局联合印发《关于规范医疗服务价格管理及有关问题的通知》（发改价格〔2012〕1170 号），正式对外发布了《全国医疗服务价格项目规范（2012 年版）》，将 2007 年版价格项目规范打包在一起的 4207 项变成独立项目，在数量上变为 9360 项。新旧价格项目的衔接，为部分医疗卫生服务价格调整提供了良好的契机。

（二）调整医疗服务价格后的情况

2010 年 12 月，国务院办公厅印发了《关于建立健全基层医疗卫生机构补偿机制的意见》（国办发〔2010〕62 号），要求调整基层医疗卫生机构收费项目、收费标准，将现有的挂号费、诊查费、注射费以及药事服务成本等合并为一般诊疗费，不再单设药事服务费，具体收费标准由各省（区、市）价格主管部门根据本地区实际情况制定。

通过分析乡镇卫生院医疗服务价格调整后的收入情况发现，医疗服务价格调整后，乡镇卫生院医疗收入呈现上涨趋势，体现医务人员劳动价值的挂号诊查费、住院手术护理费收入增幅较大，但一般诊疗费占医疗收入的比重仍然不高。

---

[1] 卫生部：《公立医院改革试点相关文件及领导讲话（材料汇编）》，2012 年。

1. 乡镇卫生院医疗收入缓步增长

2008—2012 年，随着基本药物制度和乡镇卫生院化解债务政策的实施，全国乡镇卫生院医疗收入呈现上涨趋势，住院收入增幅高于门诊收入增幅（见表 4 - 1）。

表 4 - 1　2008—2012 年全国乡镇卫生院医疗收入情况（单位：亿元）

指标	2008	2009	2010	2011	2012
医疗收入	784.69	939.32	993.22	841.48	1004.70
门诊收入	428.94	495.87	520.17	462.91	530.30
一般诊疗费收入	—	—	—	1.33	27.58
挂号诊查收入	—	—	—	3.64	14.45
住院收入	308.64	394.52	422.56	378.56	474.40
一般诊疗费收入	—	—	—	0.33	2.71
住院手术收入	—	—	—	5.82	33.45
住院护理收入	—	—	—	2.28	17.54

数据来源：2008—2012 年全国卫生财务年报资料

2. 体现医务人员劳动价值的收费水平显著提高

调整医疗服务价格的目的是要充分体现医务人员劳动价值，因此乡镇卫生院的一般诊疗费、门诊挂号诊查费以及住院手术护理费等收费标准均有所调整。其中，门诊挂号诊查收入从 2011 年的 3.64 亿元增长到 2012 年的 14.45 亿元，住院手术费用和护理费用也分别增长了近 5 倍和近 7 倍（见表 4 - 1）。由此可见，通过调整医疗服务价格，医务人员的劳动价值得到了充分的体现，乡镇卫生院的收入结构有所改善，以药养医的补偿机制和激励机制有所转变。

3. 一般诊疗费占医疗收入比重仍较低

2011—2012 年，全国乡镇卫生院开始收取一般诊疗费，门诊一般诊疗费收入增长了近 20 倍，住院一般诊疗费收入也增长了 7 倍多。2012 年，全国乡镇卫生院门诊一般诊疗费收入为 27.58 亿元，占门诊收入的 5.2%，住院一般诊疗费收入为 2.71 亿元，仅占住院收入的 0.57%（见表 4-1）。造成这一结果的主要原因可能在于各地推行一般诊疗费的时间较晚，实施难度较大，也说明一般诊疗费尚未成为医疗卫生机构医疗收入的主要来源，政策效果尚未显现。

4. 一般诊疗费的标准和支付等问题还欠缺政策设计

实施基本药物制度后，政府开设的乡镇卫生院人员支出和业务支出等运行成本通过服务收费和政府补助补偿，医疗价格应该能体现医疗服务合理成本和技术劳务价值。但在实施过程中也存在一些问题，乡镇卫生院普遍反映 10 元一次的一般诊疗费收费标准难以弥补日渐上涨的医疗成本，也难以体现劳动价值；而且农村居民对一般诊疗费的收费方式和标准也很难理解接受，因此医疗机构在收取一般诊疗费时存在较大难度。虽然国家规定将一般诊疗费纳入新农合报销范围，但个别地区并未很好地执行。另外没有参加新农合和异地就医的群众需自付这部分费用，在一定程度上增加了农村居民的就医负担。因此，在医疗卫生机构推行一般诊疗费还需要配套政策支撑。

二、基本药物制度政策

新医改明确提出要建立国家基本药物制度。2009 年，国家发展改革委、卫生部、人力资源和社会保障部联合印发《关于改革药品和医疗服务价格形成机制的意见》（发改价格〔2009〕2844 号），确定了 2009—2011 年关于改革药品价格形成机制的主要任务：一是完善医药价格管理政策，通过调整政府管理药品及医疗服务价格范围，改进价格管理方法，进一步完善价格决策程序，提高价格监管的科学性和透明度；二是要合理调整药品价格，在全面核定政府管理的药品价格基础上，进一步降低偏高的药品价格，适当提高临床必需的廉价药品价格，科学制定国家基本药物价格。

从全国来看，实行基本药物制度后，乡镇卫生院药品收入下降了，补偿渠道和补偿机制也发生了转变。但也出现了一些问题，如基本药品目录中的药品种类和数量有所减少，在一定程度上限制了群众在农村医疗机构的就医需求，在药店购药数量有所增加；乡镇卫生院因药品种类有限，无法满足农村居民卫生服务需求，出现了门诊和住院病人向上一级医疗机构流动的现象。

（一）乡镇卫生院

1. 基本药物制度全面实施

截至 2012 年底，政府举办的乡镇卫生院全部实施了基本药物制度，并增加了省级基本药物目录，同时实行省级统一招标采购，药品价格明显下降。

基本药物制度的实施，对乡镇卫生院产生的直接影响是药品收入下降。根据全国卫生财务年报资料，2011 年全国乡镇卫生院药品收入为 446.24 亿元，较 2010 年下降了 15 个百分点，2012 年药品收入略有回升，但仍低于 2010 年水平。药品收入占医疗收入的比重也从 2010 年的 55.75% 下降为 2012 年的 51.90%。

从西部地区基本药物制度实施情况看，2008—2012 年，西部地区医疗收入增幅达到 85.4%，远高于全国平均水平。与全国情况差异较大的是，实施基本药物制度后，西部地区药品收入并未明显下降，2012 年药品收入达到 146.16 亿元，较 2010 年增长了 25%（见表 4 - 2）。

表 4-2　2008—2012 年全国乡镇卫生院医疗和药品收入情况

指标	地区	2008	2009	2010	2011	2012
医疗收入（亿元）	全国	784.69	939.32	942.73	841.48	1004.70
	西部地区	156.02	191.47	211.57	221.76	289.27
药品收入（亿元）	全国	409.62	508.10	525.54	446.24	521.42
	西部地区	85.73	111.31	117.02	115.63	146.16
药品收入占医疗收入的比重（%）	全国	52.20	54.09	55.75	53.03	51.90
	西部地区	54.95	58.13	55.31	52.14	50.53

数据来源：2008—2012 年全国卫生财务年报资料

2. 收支总量保持增长，收支结余先减少后增加

2008—2012 年，全国乡镇卫生院收入和支出规模虽然逐年增大，但是年度收支结余先减少后增加，从 2008 年的 37.58 亿元减少至 2011 年的 25.26 亿元，但随着 2011 年乡镇卫生院化解债务政策的实施，2012 年乡镇卫生院年度收支结余又快速增长至 54.77 亿元，增幅超过 1 倍（见表 4-3）。

表 4-3　2008—2012 年全国乡镇卫生院收支情况（单位：亿元）

指标	2008	2009	2010	2011	2012
收入总计	964.45	1179.10	1347.05	1480.68	1799.08
支出总计	926.87	1137.87	1307.36	1455.43	1744.31
年度结余	37.58	41.22	39.69	25.26	54.77

数据来源：2008—2012 年全国卫生财务年报资料

3. 财政补偿逐渐成为乡镇卫生院的主要补偿渠道

新医改提出了"建立基层医疗卫生机构的多渠道补偿机制、保证机构公益性、提高人员积极性以及保障可持续运行"的要求。乡镇卫生院实施基本药物制度后，补偿渠道发生改变，由改革前的政府财政补助、医疗收入和药品加成收入三个渠道变为改

革后的政府财政补助和服务收费两个渠道。各地在对乡镇卫生院的财政补偿方面进行了多种探索，财政补偿力度大幅提高，并成为乡镇卫生院的主要补偿渠道。财政补偿效果主要表现在：

一是乡镇卫生院财政补助收入规模扩大，占总收入比重有所上升。全国乡镇卫生院财政补助收入占总收入的比重从 2008 年的 17.78% 提高到 2012 年的 40.28%（见表 4-4）。

表 4-4　2008—2012 年全国乡镇卫生院收入结构

指标	2008	2009	2010	2011	2012
总收入（亿元）	964.45	1179.10	1347.05	1480.68	1799.08
财政补助收入占比（%）	17.78	19.46	24.79	38.71	40.28

数据来源：2008—2012 年全国卫生财务年报资料

二是财政基本建设投入稳定，基本建设支出占乡镇卫生院财政补助收入比重上升。全国乡镇卫生院当年基本建设投资到位资金规模从 2008 年的 32.49 亿元上升至 2009 年的 62.85 亿元，增加近 1 倍，其中 2009 年财政性投资占总到位资金的 68.89%。2012 年，乡镇卫生院当年基本建设投资到位资金为 54.14 亿元，其中财政性投资占 70%，为历年最高水平，这充分说明各级政府在乡镇卫生院的基本建设方面承担了主要责任（见表 4-5）。

表 4-5　2008—2012 年全国乡镇卫生院财政性基本建设投资情况

指标	2008	2009	2010	2011	2012
当年基本建设投资到位资金（亿元）	32.49	62.85	39.56	45.93	54.14
财政性投资（亿元）	19.23	43.31	24.47	27.12	37.90
财政性投资占比（%）	59.19	68.89	61.86	59.05	70.00

数据来源：2008—2012 年全国卫生财务年报资料

三是人员经费财政补助比重总体上升。乡镇卫生院在职职工和离退休人员财政补助水平大幅提高。2012 年全国乡镇卫生院在职职工人均财政基本支出补助较 2008 年增加了 1.76 倍，离退休人均财政基本支出补助增加了 3.81 倍（见表 4 - 6）。

表 4 - 6 2008—2012 年全国乡镇卫生院财政基本支出情况 （单位：元）

指标	2008	2009	2010	2011	2012
在职职工人均财政基本支出补助	9264	10895	16521	21292	25539
离退休人均财政基本支出补助	6770	8905	10287	33090	32585

数据来源：2008—2012 年全国卫生财务年报资料

4. 社会效益明显，乡镇卫生院公益性得以体现

提高乡镇卫生院公益性是新医改的重要目标之一。乡镇卫生院的公益性主要体现在以下两个方面：

一是实施基本药物制度和基本公共卫生服务经费补助政策后，提供基本公共卫生服务成为乡镇卫生院的主要工作，乡镇卫生院公共卫生服务功能得到较好发挥。乡镇卫生院专职公共卫生人员数量增加，从新医改前的 2—3 人增加到 5 人左右，还配备了妇科、儿科、内科等科室主任在内的兼职公共卫生人员。乡镇卫生院重医轻防的状况开始得到扭转，在政策激励下，对公共卫生工作重视程度大大提高。

二是次均医药费用下降，农村居民就医负担有所减轻。2008—2010 年全国乡镇卫生院每门诊人次收费水平、每床日收费水平、出院者平均医药费都略有上涨，2011 年明显下降，2012 年较 2011 年有所上升（见表 4 - 7）。

表 4 - 7　2008—2012 年全国乡镇卫生院次均费用水平（单位：元）

指标	地区	2008	2009	2010	2011	2012
每门诊人次收费水平	全国	53.43	54.62	55.60	51.43	53.48
	西部地区	36.54	36.33	39.79	40.80	45.60
每床日收费水平	全国	175.89	183.58	190.73	175.82	192.10
	西部地区	145.48	152.67	258.53	158.50	179.89
出院者平均医药费	全国	950.03	1010.10	1125.86	1009.21	1143.00
	西部地区	728.68	773.41	860.83	852.73	1003.79

数据来源：2008—2012 年全国卫生财务年报资料

乡镇卫生院门诊药品费用水平有所下降，每门诊人次药品费从 2008 年的 32.20 元下降到 2012 年的 29.58 元，下降了 8.10%；但住院药品费用波动上升，每床日药品费从 2008 年的 86.12 元上升到 91.75 元，上升了 6.53%；出院者平均药品费从 2008 年的 465.16 元上升到 2012 年的 545.91 元，上升了 17.36%（见表 4 - 8）。

表 4 - 8　2008—2012 年全国乡镇卫生院药品费用水平（单位：元）

指标	2008	2009	2010	2011	2012
门诊人次药品费	32.20	33.66	33.30	29.21	29.58
每床日药品费	86.12	94.24	96.57	84.80	91.75
出院者平均药品费	465.16	518.52	570.08	486.75	545.91

数据来源：2008—2012 年全国卫生计生年报资料

5. 机构运行效率稳中有升

2008—2012 年，全国乡镇卫生院每职工平均诊疗人次和每职工平均住院床日持续上升，2012 年分别达到 881.59 人次和 208.64 床日；每职工平均医疗收入先上升后下降，2012 年又超过以往水平，乡镇卫生院服务效率有所提高（见表4-9）。

表4-9 2008—2012年全国乡镇卫生院运行效率

指标	2008	2009	2010	2011	2012
每职工平均诊疗人次（人）	704.63	771.61	782.00	842.27	881.59
每职工平均住院床日（床日）	154.03	182.66	185.17	185.30	208.64
每职工平均医疗收入（元）	68880.01	79841.13	83013.80	72414.46	84891.01

数据来源：2008—2012年全国卫生财务年报资料

（二）村卫生室

实施基本药物制度之前，村卫生室收入主要包括财政补偿收入、业务收入以及村集体经济补助等，其中药品收入占村医总收入的比重在90%左右；实施基本药物制度之后，财政补助收入和医疗收入成为村医的主要收入来源，村卫生室开始凸显公益性。截至2012年，全国实施零差率销售基本药物的村卫生室有38万多个，超过村卫生室总数的一半。

目前村卫生室的补偿渠道主要有以下几种：一是财政补助收入。主要针对村卫生室承担的基本公共卫生服务，通过政府购买服务的方式进行合理补助。核定乡村医生承担的任务量后，从基本公共卫生经费中按固定的比例进行补助。二是医疗服务收费补偿。村卫生室对提供的服务收取的一般诊疗费及其他医疗项目费用的收入。三是新农合报销补偿。各地在推进新农合门诊统筹工作中，将符合条件的村卫生室门诊服务纳入新农合报销范围。四是其他补偿收入，指各地在房屋建设、设备购置以及人员培训等方面对村卫生室给予的扶持。

第二节　西部地区新农合基金的分配使用情况

新医改以来，新农合在筹资总额上呈跳跃式增长，补偿范围有所扩大，补偿比例大幅提高，对降低医疗费用负担作用明显。主要体现在：一是新农合保障范围由传统的住院延伸到门诊，98%的统筹地区建立了门诊统筹；二是一些新病种、新药品、新技术被纳入新农合报销范围之内；三是新农合对疾病住院费用的报销比例也在逐年增加，规定补偿比由 2003 年的 27.25% 提高到 2012 年底的 70% 左右。新农合保障水平的提高促进了参合农民的卫生服务利用，医疗机构诊疗人次数和住院人数显著增加。统计显示，2012 年全国参合农民住院率为 10.5%，高于 2008 年的 6.2%，病人两周内平均就诊次数为 0.82 次，高于 2008 年的 0.77 次。随着新农合筹资水平和补偿水平的不断提高，病人数量迅速增加，医疗卫生机构业务收入大幅提高，新农合经费对医疗卫生机构的补偿作用也越来越明显。

医疗机构的收入来源包括政府投入、医保付费和病人自费三个渠道，新农合资金在不同医疗机构之间的流动体现了卫生资金的分配。病人的分流关系到医疗机构的收入和新农合基金补偿，新农合基金在各级医疗卫生机构之间的流动体现在参合农民对各级医疗卫生机构的服务利用上。本节从卫生资金分配的角度，分析了参合农民对农村医疗卫生机构门诊和住院服务的利用情况，并分别从东、中、西部选取一个县作为典型地区，对近年来农村居民的卫生服务利用变化及原因进行了比较研究。

一、参合农民门诊住院的流向和受益

根据 2003 年第三次国家卫生服务调查和 2008 年第四次国家卫生服务调查，2003—2008 年，农村居民住院率由 3.4% 增加到 6.8%，两周患病率由 14.0% 增至 17.7%，两周患病未就诊比例则由 45.8% 下降为 37.8%。不难看出，农村居民在新农合制度实施前后，医疗服务利用水平（就诊率和住院率）有了大幅提高，农民的就医需求在一定程度上得到了释放和满足（见表 4-10）。

表 4-10 2003 年和 2008 年农村居民就医情况（单位：%）

指标	2003	2008
住院率	3.4	6.8
居民两周患病率	14.0	17.7
两周患病未就诊比例	45.8	37.8

数据来源：第三次国家卫生服务调查和第四次国家卫生服务调查数据

（一）门诊流向

全国新农合统计信息显示，门诊统筹地区获得门诊补偿的参合农民中，95% 左右集中在乡、村两级医疗卫生机构就诊，其中约有 30% 在乡级医疗卫生机构就诊，65% 在村级医疗卫生机构就诊。2008 年参合农民年人均门诊补偿次数为 0.60 次，2012 年已提高至 1.91 次。

从区域分布看，东部地区参合农民的年人均受益水平最高，从 2008 年的 0.95 次提高到 2012 年的 2.63 次，与全国和西部地区的差距正逐步拉大；西部地区仅从 2008 年的 0.60 次提高到 2012 年的 1.48 次，而中部地区后来居上，从 2008 年的 0.30 次提高到 2012 年的 1.87 次，增幅最大。这从一定程度上反映出西部地区参合农民的门诊卫生服务利用水平还较低（见表4-11）。

表4-11　2008—2011年门诊统筹地区普通门诊年人均受益
次数变化（单位：次）

地区	2008	2009	2010	2011	2012
全国	0.60	0.80	1.20	1.27	1.91
东部地区	0.95	1.30	1.60	1.80	2.63
中部地区	0.30	0.45	1.05	1.05	1.87
西部地区	0.60	0.78	1.00	1.05	1.48

数据来源：2008—2012年全国新农合统计报表数据

（二）门诊补偿受益

门诊补偿分为家庭账户和门诊统筹两种形式。在新农合启动之初，普通门诊主要以家庭账户形式的补偿为主，2007年以后，随着门诊统筹试点不断扩大，大部分地区开始由家庭账户向门诊统筹形式过渡。目前，门诊统筹已成为各地门诊的主要补偿形式。

2008—2012年，门诊统筹地区的实际补偿水平略有增加，全国次均门诊补偿额由14.35元增加到23.78元。乡、村两级医疗机构的补偿水平都有所提高，与2008年相比，2012年乡级次均门诊补偿金额约增加了12元，村级增加了9元（见表4-12）。

表4-12　2008—2012年新农合门诊统筹地区次均门诊
补偿额变化（单位：元）

指标	2008	2009	2010	2011	2012
全国	14.35	15.07	15.26	18.59	23.78
乡级	17.75	18.62	20.33	23.85	29.52
村级	10.44	11.34	11.75	14.52	19.44

数据来源：2008—2012年新型农村合作医疗统计信息

（三）住院流向

参合农民住院就医服务利用主要集中在县内医疗机构，参合农民住院服务流向比例总体较为稳定。全国新农合统计信息显示，2005—2012 年，参合农民在县外医疗机构补偿人次比例基本在 20% 以下，县级医疗机构维持在 30%—40%，乡级医疗机构维持在 40%—50%。但是，近年来在县外和县级医疗机构就诊的比例逐年增加，2012 年，全国参合农民县外医疗机构就诊比例达到 20.57%。参合农民就医流向的变化，一方面反映了参合农民的就医需求，另一方面也与统筹补偿方案的调整、农村医疗卫生服务体系建设等有较大关系（见图 4-1）。

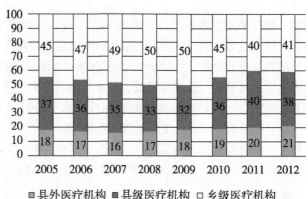

图 4-1 2005—2012 年参合农民住院就医流向变化（单位:%）

（四）住院补偿受益

住院补偿是新农合基金支出的主要部分，住院补偿的受益面和补偿水平在很大程度上可以反映参合农民从新农合制度中的受益程度，新农合对参合农民住院费用的补偿能在一定程度上缓解农村居民因病致贫、因病返贫的状况。近年来，参合农民的住院

就医需求逐步释放。2004—2012 年，新农合累计对 3.93 亿人次
参合农民进行了住院补偿，住院补偿受益面从试点初期的
3.10% 提高到 2012 年的 10.50%（见图 4－2）。

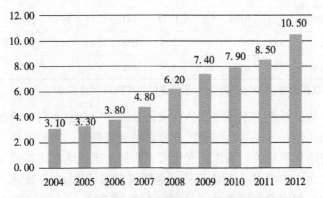

图 4－2　2004—2012 年全国参合农民住院补偿受益面
变化（单位:%）

新农合政策范围内补偿比和实际补偿水平在近年来也显著提
高。2012 年，根据新农合实施方案要求，参合农民在省级、市
级、县级和乡级医疗机构住院就医的政策补偿比要分别达到
45%、55%、70% 和 80%。与其他医保制度相比，新农合在筹
资水平有限的前提下，补偿水平增长较快。

从次均住院实际补偿金额来看，参合农民次均住院补偿水平
也大幅提高。全国参合农民的次均住院补偿金额从 2004 年的
695 元提高至 2012 年的 2281 元，增加了 1586 元，增长了 2.28
倍。从实际补偿比来看，2012 年全国新农合住院实际补偿比为
55%，而西部地区实际补偿比达到 58%，西部地区参合农民受
益程度略高于全国平均水平（见表 4－13）。

表 4 – 13 2004—2012 年参合农民次均住院补偿金额变化（单位：元）

地区	2004	2005	2006	2007	2008	2009	2010	2011	2012
全国	695	783	771	801	1066	1235	1452	1894	2281
东部地区	932	1019	1060	1173	1441	1717	1987	2465	2927
中部地区	552	521	646	724	1065	1194	1427	1864	2270
西部地区	394	497	519	578	796	954	1134	1554	1938

数据来源：2004—2012 年新型农村合作医疗统计信息

从区域看，东部地区参合农民住院补偿金额最高，西部地区最低，但并不说明西部地区参合农民受益最低，因为还与总体医疗费用水平相关。从年度变化看，西部地区次均住院补偿金额增幅最大，2012 年次均住院补偿金额较 2011 年增加了 25%，而东部地区和中部地区的增幅分别为 19% 和 22%。这说明随着新农合筹资和补偿水平的提高，西部地区在较低的次均费用水平的情况下，参合农民受益程度提高幅度最大。

总体来看，实施新农合制度以来，我国农村居民医疗保障制度全面覆盖，参合农民对门诊和住院卫生服务的利用水平大幅提高，门诊和住院补偿受益程度逐步提高，西部地区尽管卫生服务利用水平还较低，但参合农民受益水平增幅明显，住院受益程度明显高于全国平均水平。

二、典型地区新农合服务利用情况

为全面了解新医改以来新农合服务利用情况，本文分别选取东部地区江苏省常熟市、中部地区安徽省南陵县和西部地区青海省大通县三个典型县（市）调查其 2007—2012 年新农合的运行情况，并分别对其新农合门诊和住院的卫生服务利用、费用水平和受益情况等进行了分析。

（一）新农合住院情况

1. 新农合住院服务利用情况

总体来看，随着近年来新农合制度的全面覆盖，参合农民住院卫生服务利用水平逐步提高。2007—2012 年，三个县（市）的住院率均明显增高，其中，东部地区常熟市 2012 年住院率高达 16.85%，中部地区南陵县住院率最低，仅为 6.05%，西部地区大通县住院率从 2007 年的 6.89% 提高到 2012 年的 12.08%。与全国平均水平相比较，江苏常熟和青海大通的参合农民住院率基本高于全国平均水平，安徽南陵参合农民的住院率较低（见表4－14）。

表4－14　2007—2012 年全国和调查地区新农合参合农民住院率（单位:%）

地区	2007	2008	2009	2010	2011	2012
全国平均	4.31	6.27	7.41	7.88	8.46	10.50
江苏常熟	9.26	10.06	12.10	13.78	15.65	16.85
安徽南陵	3.01	3.33	4.91	5.05	5.17	6.05
青海大通	6.89	6.47	7.25	7.22	11.25	12.08

数据来源：青海大通 2011、2012 年数据来自大通合医办，其余数据来自全国 2007—2012 年新农合统计年报

住院人次的分流反映了参合农民利用住院服务的机构的层次。总体来看，江苏常熟在合理分流参合农民住院方面成效显著，县外住院人次比例稳定在 3% 左右，超过 50% 的住院人次发生在乡镇卫生院，参合农民主要在县内住院。青海大通在管理参合农民住院流向方面效果次于江苏常熟，县外住院人次比例在 12.1%—19.2% 之间波动，乡镇卫生院住院人次比例从 2007 年的 30.0% 下降到 2010 年的 14.0%，住院人次主要发生在县级医疗机构，2009 年县级住院人次比例更是达到 70.1%。安徽南陵

在此方面效果最差，县外住院人次比例最低为 2009 年的 41.1%，最高为 2012 年的 55.0%，乡级比例最低为 2011 年的 4.5%，最高为 2009 年的 21.5%（见图 4—3）。

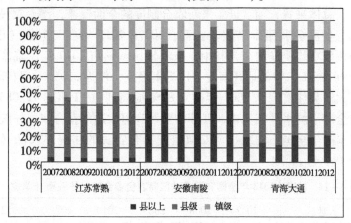

数据来源：青海大通 2011、2012 年数据来自大通合医办，其余数据来自全国 2007—2012 年新农合统计年报

图 4－3　2007—2012 年调查地区新农合住院人次流向

2. 新农合住院费用情况

住院次均费用水平反映了参合农民的疾病经济负担。从三县次均住院费用水平来看，2007—2012 年呈现上涨趋势，其中青海大通次均住院费用上涨最快，2012 年全县次均住院费用为 4212 元，是 2007 年的 2.4 倍。

三县县级以上和县级医院的次均费用水平均呈现上涨趋势，县级以上医疗机构次均费用涨幅最大，这可能与县级新农合经办部门对县级以上医疗机构缺乏管理权限和约束力有关（见表 4－15）。

表 4 - 15　2007—2012 年调查地区新农合住院患者次均费用（单位：元）

地区	指标	2007	2008	2009	2010	2011	2012
江苏常熟	次均住院费用	4709.3	5091.1	5263.7	4805.0	5238.1	5507.0
	其中：县以上	16397.3	20425.0	21296.0	18996.5	23862.2	22971.6
	县级	6588.2	7648.5	8667.3	7994.8	8295.1	8799.5
	乡级	2457.7	2124.8	2240.4	2008.3	1717.2	1613.3
安徽南陵	次均住院费用	3376.9	4529.9	3997.4	4995.1	5849.6	6001.9
	其中：县以上	5941.5	6875.6	6937.8	7591.1	8339.6	8772.6
	县级	1583.8	2434.6	2445.1	2759.1	3009.1	2842.6
	乡级	766.7	1381.6	1076.9	1266.8	1255.8	1206.3
青海大通	次均住院费用	1754.5	2343.5	2516.3	3294.4	3661.3	4212.0
	其中：县以上	4492.0	7348.1	8279.2	8487.7	10675.7	11649.2
	县级	1626.2	1820.7	1978.1	2335.0	2504.4	3065.5
	乡级	372.8	550.2	708.6	752.5	790.2	774.6

数据来源：青海大通 2011、2012 年数据来自大通合医办，其余数据来自全国 2007—2012 年新农合统计年报

3. 新农合住院受益情况

住院实际补偿比是反映农民住院受益的重要指标，也反映了参合农民的自付费用水平和疾病经济负担。三个县（市）总体实际补偿比和在各级医疗机构的住院实际补偿比都呈增长趋势。

从区域分布来看，青海大通参合农民的住院实际补偿比水平最高，2012 年总体住院实际补偿比已达到 62.57%，远高于全国和西部地区的住院实际补偿比水平。安徽南陵的参合农民住院实际补偿比增幅最大，2012 年参合农民实际住院补偿比是 2007 年的 1.93 倍。

从各级医疗机构的住院实际补偿比来看，三县县级以上住院

实际补偿比差别不大，2012 年均在 46%—50% 之间；县级住院实际补偿比差别较大，安徽南陵、青海大通县级住院实际补偿比2012 年已分别达到 74.93%、75.37%，远高于江苏常熟；三县乡镇卫生院住院实际补偿比增幅最大，其中 2012 年安徽南陵乡镇卫生院实际补偿比已达到 95.54%，青海大通达到 89.94%。这说明两县参合农民乡镇卫生院住院需自付的费用已相当少，参合农民受益程度非常高（见表 4 – 16）。

表 4 – 16　2007—2012 年调查地区新农合实际补偿比（单位:%）

地区	指标	2007	2008	2009	2010	2011	2012
江苏常熟	实际补偿比	32.73	39.01	40.21	45.54	48.28	52.44
	县以上	32.03	33.94	33.85	37.40	39.78	46.65
	县级	33.01	37.16	38.71	44.39	47.88	52.71
	乡级	32.46	47.29	47.05	52.44	56.43	56.10
安徽南陵	实际补偿比	28.48	51.86	48.94	43.99	46.43	55.00
	县以上	26.66	48.46	43.92	38.97	41.36	49.81
	县级	32.60	60.78	60.28	58.71	64.32	74.93
	乡级	45.09	73.35	66.01	62.30	68.22	95.54
青海大通	实际补偿比	42.10	46.94	47.81	46.56	52.07	62.57
	县以上	30.57	32.95	32.19	35.21	40.51	49.90
	县级	50.15	56.70	57.66	56.83	62.97	75.37
	乡级	62.25	69.37	63.91	70.04	74.79	89.94

数据来源：青海大通 2011、2012 年数据来自大通合医办，其余数据来自全国 2007—2012 年新农合统计年报

（二）新农合门诊情况

1. 新农合门诊服务利用分析

2007—2010 年，三个县（市）新农合门诊总人次迅速增加；2011—2012 年，江苏常熟和青海大通新农合门诊总人次有所下降，而安徽南陵新农合门诊总人次增长迅猛（见表4－17）。

表4－17　2007—2012 年调查地区新农合门诊总人次（单位：人次）

地区	2007	2008	2009	2010	2011	2012
江苏常熟	317374	1123927	2453709	2920251	2705113	2705238
安徽南陵	147414	327323	978690	894669	931465	1516082
青海大通	91644	131926	82460	266593	281113	217339

数据来源：三县（市）合医办

2. 新农合门诊医疗费用分析

从门诊次均费用来看，江苏常熟和安徽南陵的门诊次均费用有所下降，尤其江苏常熟乡村两级医疗机构门诊次均费用下降明显，但 2012 年青海大通门诊次均费用上涨幅度较大，乡村两级次均门诊费用分别从 2011 年的 27.27 元和 43.29 元提高到 2012 年的 66.81 元和 60.21 元。

从区域分布来看，三县门诊次均费用差距较大，2011 年，江苏常熟和安徽南陵的次均门诊费用均在 55 元左右，青海大通由于县级医院门诊不报销，其次均费用水平较低，仅为 36.82 元，但 2012 年青海大通的次均门诊费用骤然增加到 63.30 元，增幅明显（见表4－18）。

表4-18 2007—2012年调查地区新农合门诊次均费用（单位：元）

地区	指标	2007	2008	2009	2010	2011	2012
江苏常熟	门诊次均费用	207.73	77.91	43.99	53.62	56.72	57.97
	其中：县级	420.98	164.91	130.02	111.39	139.73	—
	乡级	249.46	89.92	62.97	69.86	61.19	60.97
	村级	120.85	50.09	30.93	33.67	28.08	28.82
安徽南陵	门诊次均费用	—	114.14	60.79	63.41	54.53	36.02
	其中：县级	—	231.32	190.90	245.31	100.24	91.44
	乡级		44.09	47.84	42.93	36.46	42.72
	村级		32.66	31.02	33.74	26.27	20.99
青海大通	门诊次均费用	14.15	21.16	36.34	28.06	36.82	63.30
	其中：县级	—	—	—	—	—	—
	乡级	27.92	15.75	36.45	23.36	27.27	66.81
	村级	12.96	23.01	36.29	30.80	43.29	60.21

数据来源：三县（市）合医办。标注"—"的为无此项数据（2012年江苏常熟县级门诊费用不报销，2007年安徽南陵未开展门诊统筹，2007—2012年青海大通县级门诊费用不报销），下同

3. 新农合门诊受益情况分析

随着新农合筹资水平和补偿水平的提高，参合农民的新农合受益情况显著提高，三个县（市）新农合门诊患者实际补偿比显著增加，西部地区青海大通乡村两级就诊的补偿比达到93%以上，参合农民受益明显，其余两地乡村两级门诊实际补偿比波动较大（见表4-19）。

从参合农民门诊次均自付费用水平来看，江苏常熟和安徽南陵下降明显，青海大通呈现不规则变化（见表4-20）。

表4-19　2007—2012年调查地区新农合门诊实际补偿比（单位:%）

地区	指标	2007	2008	2009	2010	2011	2012
江苏常熟	县级	11.96	13.65	8.90	7.85	9.17	—
	乡级	11.59	12.78	24.77	21.73	29.42	36.62
	村级	40.78	18.10	54.56	48.9	53.51	62.75
安徽南陵	县级	—	13.50	10.77	9.87	10.00	16.34
	乡级	—	20.00	12.21	13.05	24.10	35.20
	村级	—	30.40	17.10	20.76	27.90	47.71
青海大通	县级						
	乡级	86.83	91.84	96.55	96.19	99.00	97.75
	村级	86.70	88.49	92.57	92.08	96.68	93.01

数据来源:三县（市）合医办

表4-20　2007—2012年调查地区新农合门诊次均自付费用（单位:元）

地区	指标	2007	2008	2009	2010	2011	2012
江苏常熟	自付费用	163.76	66.08	27.84	39.11	41.44	39.66
	其中:县级	370.62	142.40	119.50	102.41	126.91	—
	乡级	220.54	78.43	53.93	54.28	43.19	38.64
	村级	71.56	41.03	23.49	16.44	13.05	10.74
安徽南陵	自付费用	—	97.51	54.63	78.90	45.69	24.50
	其中:县级	—	200.09	170.34	221.10	90.22	76.50
	乡级	—	40.59	37.33	40.70	26.67	24.91
	村级	—	23.19	26.73	28.09	18.94	10.98

续表

地区	指标	2007	2008	2009	2010	2011	2012
青海 大通	自付费用	1.88	2.30	2.24	1.86	0.96	8.99
	其中：县级	—	—	—	—	—	—
	乡级	3.68	1.28	1.26	0.89	0.27	9.61
	村级	1.72	2.64	2.70	2.44	1.43	4.20

数据来源：江苏常熟 2012 年总体自付费用数据由 2012 年全国新农合统计年报推算，其余数据来自三县（市）合医办

从参合农民的住院和门诊服务利用以及补偿受益情况来看，西部地区尽管也面临着次均费用上涨、住院向上一级机构流动等问题，但随着新农合筹资水平和补偿水平的不断提高，西部地区新农合门诊补偿基金主要流向乡镇卫生院和村卫生室，住院补偿基金主要流向县级医院和县级以上医院。西部地区参合农民的门诊和住院实际补偿比较高，参合农民受益明显。

第三节　西部地区新农合支付方式改革及效果分析

合理的新农合支付方式是提高卫生资金支付效率的重要手段，而支付方式改革又是控制医药费用、规范医疗服务行为的关键措施。随着新农合制度的全面覆盖，新农合筹资和补偿水平的不断提高，如何控制医疗费用增长、最大程度地让参合农民受益已逐步成为新农合推进过程中面临的一个重要问题。本节研究了全国新农合支付方式改革的总体情况，并选取西部地区云南省禄丰县作为典型案例，对其在不同阶段开展的新农合支付方式改革及效果进行了比较分析。

一、全国新农合支付方式改革进展

　　近年来，随着全国新农合制度的广泛覆盖，其支付方式已由传统的按项目付费向多种付费形式转变。各地在具体实践中进行了大量探索，总体上可归纳为：在门诊服务中，以一般诊疗费、综合诊疗费、药事服务费、医事服务费、按人头付费等方式逐步取代原有的按项目付费；在住院服务中，探索总额预付制、按床日付费和结合临床路径实行的按病种付费制，对原有付费模式进行替代。由后付制向预付制的转变，正在逐渐地改变着传统的补偿模式，无论是对医院还是对医务人员均形成了有效的正性激励和内生性约束，医院将更加注重日常运营成本的控制，医生诱导性需求也在减少，医院的经营管理正逐渐趋向精细化。

（一）支付方式的概念和分类

　　由于医疗服务具有供需双方信息不对称和供方主导性的特点，因此从需求方来控制医疗费用很难收到预期的效果。要想实现费用控制的目标，重点是有效遏制供方的诱导需求。医疗保险的介入使原来由供需双方组成的医疗服务市场变成了"医-患-保"三方的市场，传统的医疗服务供需之间的关系发生了改变，医疗服务费用支付者和享受服务者分离，同时将医疗服务提供方的行为纳入医疗保险机构的控制范围之内，因而就出现了第三方付费的形式，这种由医疗保险机构作为卫生服务付费方对定点医疗机构所提供服务进行费用补偿的方式即称为支付方式。不同的支付方式带来不同的激励机制，通过经济风险承担者的转换，影响定点医疗机构的行为，从而影响服务成本控制、服务质量改善。因此，卫生服务的支付方式对医疗服务供方的医疗行为有着明显的导向作用，从而对医疗成本、资源配置都会产生很大的影响，支付方式在医疗费用控制和引导医疗资源合理配置方面正发挥着越来越重要的作用。

医疗保险对供方的支付方式主要有后付制和预付制。后付制（post-payment）是指在医疗服务被提供之后，才能确定偿付费用的数额，主要指按照服务项目付费。按项目付费方式来源于市场交换的原理，是最传统的支付方式，由保险机构根据医疗机构为病人提供服务的数量和价格进行支付。按项目付费的优点是操作比较简单，有利于调动供方的服务积极性。但由于医疗服务市场需方被动和供方垄断的特殊性，按服务项目付费的主要弊端就是没有改变医疗机构诱导需求的激励机制，难以控制医疗服务提供者的行为，不利于控制医疗费用和卫生总费用，容易产生诱导需求和过度医疗服务，还可能导致出现很多医疗乱收费现象，如超标准收费、超范围收费、自立项目收费、分解收费项目和重复收费等。

预付制（pre-payment）是指将传统的实报实销付款制改为预定额付款制，在医疗服务提供之前就支付一定预算金额，要求医院在预算内为病人提供所需服务，自负盈亏，从而促使医疗机构自主地控制医疗费用。预付制包括总额预算制、按病种付费、按人头付费、按服务单元付费和按疾病诊断组付费等。与按项目付费方式相比，预付制对医疗服务的供方控制效果较强，由于预先规定了支付标准，具有预算、包干性质，促使医疗机构在一定程度上重视成本核算，提高效率，控制不合理的费用，医保部门的审核量也会相应减少，可以降低管理成本。

当今很多发达国家医疗保险已逐步由后付制转为预付制。

（二）开展新农合支付方式改革的必要性和意义

新农合支付方式改革，就是从以按项目付费为主体的医疗费用后付制，逐渐转向实行按单元、病种、人头支付的医疗费用预付制的过程。各国卫生发展的实践证明，支付方式改革可以推动医疗卫生机构规范服务和合理运行，控制医药费用不合理增长，提高医疗服务水平和医疗保障水平。

一是可以推动农村医疗卫生机构运行机制改革。通过新农合支付方式改革改变了医疗卫生机构服务成本的补偿机制，建立了医疗机构费用的自我约束机制和风险分担机制，逐步实现从"要医疗机构控制费用"向"医疗机构要控制费用"转变。新农合支付方式改革的经济杠杆作用，使医疗机构着力优化内部管理、规范医疗行为，促进适宜技术、设备和基本药物在基层医疗卫生机构的运用。通过逐步强化诊疗规范和实行新农合分级补偿政策，还有利于推动分级诊疗和双向转诊制度的建立，促进农村卫生服务体系良性发展。

二是可以促进农村基层医疗卫生机构服务模式转变。目前，农村医疗卫生机构的收入主要来源于医疗服务，患病人数越多，患病越严重，医疗机构的收入就越高。通过新农合支付方式改革，采取总额预付可以促使基层医疗机构由医疗经营向健康管理转化，从注重治疗向注重预防转化，切实转变服务方式，使"预防为主"方针落到实处，从根本上降低卫生费用，促进农民群众健康水平的提高。

三是可以推动新农合制度的进一步完善。通过新农合支付方式改革，提高新农合管理经办机构的管理能力和效率。新农合经办管理机构可以从事后逐一审核患者的处方、病历、收费清单，确认药物和诊疗项目的使用和收费是否符合规定，从具体计算补偿金额等烦琐的工作中解放出来，将更多的精力放在对医疗质量的控制、定点医疗机构的监管和基金运行分析上，能够更好地维护参合人口的健康权益。通过新农合支付方式改革，可以有效控制医疗费用上涨，对防止基金风险、提高新农合保障水平、确保新农合持续健康发展具有重要意义。

（三）我国新农合支付方式改革情况

卫生部卫生发展研究中心的调查显示，截至 2012 年，在 2126 个新农合统筹地区中，81% 的地区开展了支付方式改革，新农合支付方式在住院方面有单病种付费、按床日付费、总额控制和按诊次付费等，门诊方面主要有总额预付和总额控制两种方式。

从地区分布来看，中部地区开展新农合供方支付方式改革的县的比例明显高于东西部地区，各地开展前三位的支付方式是住院单病种定额付费、门诊总额控制和住院单病种限额付费（见表 4 - 21）。

表 4 - 21　2012 年不同新农合支付方式的分布情况（单位：个）

地区	住院支付方式改革					门诊支付方式改革		本次填报的县数
	单病种定额付费	单病种限额付费	按床日付费	总额控制	其他（按诊次付费等）	总额预付	总额控制	
全国	926	579	100	424	170	369	783	2126
东部地区	180	151	21	118	39	58	136	566
中部地区	554	303	41	246	107	87	480	949
西部地区	192	125	38	60	24	224	167	611

数据来源：卫生部卫生发展研究中心新农合支付方式改革调查数据

二、典型地区新农合支付方式改革及其效果

云南省禄丰县是全国第一批新农合试点县之一，在新农合支付方式改革方面进行了大量探索，先后尝试了住院按病种付费、

按床日付费和按疾病诊断分组付费以及门诊总额预付等模式。

（一）住院按病种付费

按病种付费是指医疗保险机构根据预先规定的每个病种的费用标准支付医疗机构诊疗各病种的医疗费用的支付方式。这种方式可以促使医疗服务提供者选择成本低、效果好的治疗方案，降低服务成本。但病种费用偿付标准的制定和调整难度较大，医疗机构为控制治疗成本可能会降低服务质量。

2005年6月1日，禄丰县开始对阑尾炎、剖宫产、腹股沟疝等32个住院病种实行按病种付费。考虑到费用控制的有效性和易操作性，禄丰县结合了按病种限价和对农民定额补偿两种方式，按照所选病种的常规诊疗项目和用药以及近年的平均费用来确定费用标准。这样做一方面可以从简单的按病种限价的方式开始逐步探索更加科学合理的按病种付费方法，另一方面对农民的定额补偿也可以鼓励农民的费用节约意识。

2005年6月禄丰县对32个住院病种实行按病种付费后，县级次均住院费用从2004年的1680.64元降至2005年的1056.18元，降幅达37.16%。2005年乡级次均住院费用为556.72元，较2003年的603.48元也有所降低。

按病种付费的实施，有效减少了不合理的医疗费用，极大地减轻了农民的医疗负担，一定程度上防范了基金风险。但随着按病种付费制度的实施，医疗机构相继出现了诱导病人到门诊付费检查、治疗以及分解住院等问题，农民对新农合制度的有关规定产生了抵触情绪；同时由于病种检查、治疗项目没有统一的标准，医疗服务供方和监管方争议较多，监管矛盾突出。2008年，禄丰县取消了住院按病种付费制度，转而实施按床日付费。

（二）住院按床日付费

按床日付费，是按事先协商确定的床日付费标准计算新农合付费的一种支付方式。新农合管理机构根据对近几年各层级医疗机构住院费用的调查分析，结合成本和涨价因素，充分考虑了疾病严重程度、医疗机构级别和住院时间段等对住院费用的影响，制定出了针对所有病种的按床日付费标准。它可以进一步规范供方（医疗机构）的服务行为，提高新农合资金的使用效率，同时使费用支出更加透明化，增强农民对医疗消费的信心。

2008年，禄丰县开始对全县定点医疗机构的住院费用实行按床日付费，成效显著。

1. 实现了一种支付方式改革的全覆盖，易操作

按床日付费仅区分医疗机构级别、疾病严重程度和住院时间段，是针对所有病种的付费方式，这种支付方式可实现对病种的全覆盖。按床日付费与开展何种诊疗方式以及用药行为关系不大，仅对每日的付费总额做出了限定。因此，医生施治过程中不会受到诊疗和用药目录的限制，病人付费时全部诊疗和用药都纳入补偿范围，这样医疗机构和住院病人都能接受，监管中也避免了因为诊疗和用药标准的问题与医生产生矛盾，易于操作，比较符合当前农村卫生服务和管理水平的现状。

2. 控制了费用的过快增长，促使医疗机构初步形成了自我约束机制

实施按床日付费制度以来，禄丰县县内医疗机构次均住院费用上涨得到了有效控制，2008年该县县级医院次均住院费用为1444元，远低于云南省、西部地区和全国县级医疗机构次均住院费用水平。

按床日付费采取"结余留用、超支不补"的原则，这就激励医疗机构实行自我监督和约束，尽量减少不必要的损失以提高

收益。医疗机构的收入增长是通过增加病人数量和尽可能缩短住院床日，提高病床使用率和周转次数来实现的。实行按床日付费制度以来，与 2006 年相比，2009 年禄丰县医院住院业务收入上涨了 54.7%，住院人次增加了 34.3%，次均住院费用上涨了 15.2%。分解住院率和重复住院率分别从 2006 年的 0.15% 和 2.3% 下降到 2009 年的 0.07% 和 1.6%。

3. 新农合经办部门、医疗机构和农民都易接受，满意度较高

按床日付费实施操作简便，新农合经办部门和医疗机构都可以根据住院天数和疾病类型计算出可支付的费用金额和补偿金额。因此，监管部门和医疗机构的矛盾明显减少，受到了医疗机构和新农合经办部门的欢迎。通过分析禄丰县定点医疗机构业务收入发现，新农合支付费用略高于医疗机构的实际补偿费用，2008 年禄丰县平均每个定点医疗机构新农合补偿资金结余 2 万多元，实施按床日付费并未出现经济上的损失，医疗机构满意度较高。实行按床日付费后，所有住院费用都纳入补偿范围，消除了目录外用药和诊疗的烦琐审批程序，同时降低了自付费用，提高了实际补偿比，得到了广大参合农民的拥护。由此可见，按床日付费制度实现了新农合经办部门、医疗机构和住院病人三个利益相关方的多赢。

（三）住院按疾病诊断组付费

由于按床日付费制度分类相对较粗，难以实现新农合支付方式对医疗机构精细化管理的要求，禄丰县从 2013 年 1 月正式开始实施按疾病诊断分组付费。

按疾病诊断分组付费（DRGs）是根据患者的年龄、性别、住院天数、临床诊断、病症、手术、疾病严重程度、合并症与并发症及转归等，将疾病分成若干组，每组测算出一个合理的定额

标准。这种补偿方式，对患者的诊疗费用设定了上限，刺激医疗机构加强对医疗成本的核算和管理，进而降低医疗费用，激励医院以固定价格的费用来提供医疗服务。实行这项制度，需要配套实施临床路径管理体系，建立统一的诊断编码，准确把握医疗服务机构的医疗成本以及建立完善的法律保障体系。

从实施效果看，按疾病诊断分组付费初步起到了提高受益程度的作用。2013 年 1—10 月，禄丰县县外住院实际补偿比为 51.6%，上年同期为 46.7%；县级住院实际补偿比为 71%，上年同期为 69.6%；乡级住院实际补偿比为 83.68%，上年同期为 81.1%。

（四）门诊总额付费

为充分调动乡镇卫生院和村卫生室的积极性，促进服务模式转变，更好地满足参合农民的基本医疗服务需求，禄丰县于 2006 年开始探索在门诊统筹的基础上实施门诊总额预付制。

总额付费（Global Budget）是指由医疗保险机构，或由保险机构与医院共同协商，根据保险人数或医疗机构的规模、技术、所服务人口的情况等确定医疗机构的年度预算总额。其主要做法是：根据各乡参合人数和乡镇卫生院的服务能力，将农民缴纳的参合费以总额预算的方式拨给各乡镇卫生院，由乡镇卫生院按规定对参合农民进行门诊补偿。同时，进一步探索了与之相适应的乡、村医疗机构人事、分配制度、公共卫生服务投入方式等一系列的乡村一体化管理改革，包括实行院长聘用制度、乡村医生聘用制度、院长年薪制度、乡村医生收入分配制度改革等。

实施门诊总额付费后，新农合管理部门规避了门诊补偿基金超支的风险，极大地降低了门诊监管的成本。同时，预付制的激励作用调动了医疗服务供方积极主动控制费用的意识，定点医疗机构能主动把关，认真核查参合信息，减少借证、租证看病现象，较好地控制了不合理费用的增长。由于取消了用药目录的限制，医生根据病情需要开的药都能减免，农民对新农合的满意度有了极大的提高。参合农民次均门诊费用始终低于云南省平均水平，农民受益水平不断提高，2013 年参合农民乡级门诊实际补偿比已经达到 45.18%，村级门诊实际补偿比为 53.44%。医疗机构的服务模式也从传统单一的坐堂行医变为送医送药、防病治病、慢性病管理等综合服务模式，农民对卫生服务利用的效率大幅提高。

三、新农合支付方式改革后的参合农民受益情况

新农合支付方式改革的主要目的是控制医疗费用的不合理增长，从而降低参合农民疾病经济负担，提高受益水平。禄丰县实施新农合支付方式改革后，全县参合农民受益显著，本节对云南省禄丰县参合农民的整体受益情况开展了分析评价。

（一）受益面分析

1. 补偿人次数

2003 年 8 月，禄丰县启动实施新农合制度。2004 年底，第一轮参合农民门诊住院共计补偿 718787 人次，年人均补偿 2.56 次。其中，门诊补偿 701921 人次，年人均门诊补偿 2.50 次，住院补偿 16866 人次，占参合农民的 6.01%。到 2012 年，禄丰县年人均门诊补偿次数达到 3.73 次，住院补偿人次覆盖率达到 10.65%。与全国平均水平相比，禄丰县由于实施新农合之初就采取门诊统筹的方式，其门诊受益面远高于全国平均水平，住院补偿覆盖率也较高（见表 4 - 22）。

表 4 – 22　禄丰县 2004 和 2012 年新农合补偿人次情况

地区	年人均门诊补偿次数（次）		住院补偿受益面（%）	
	2004	2012	2004	2012
禄丰县	2. 50	3. 73	6. 01	10. 65
全国	0. 53	1. 91	3. 30	10. 50

数据来源：2004 和 2012 年全国和禄丰县新农合统计报表

2. 门诊人次流向

禄丰县参合农民在乡镇范围内统筹补偿，乡、村门诊规定补偿比差距在 10% 左右，参合农民可自由选择在乡、村两级门诊就诊。根据 2008—2012 年禄丰县新农合统计报表数据，参合农民在乡、村两级门诊就诊的比例无显著差异，流向各半（见表 4 – 23）。

表 4 – 23　禄丰县参合病人门诊补偿人次流向 （单位：%）

指标	2008	2009	2010	2011	2012
村级	48. 49	45. 61	46. 50	49. 50	49. 80
乡级	51. 51	54. 39	53. 50	50. 50	50. 20

数据来源：2008—2012 年禄丰县新农合统计报表

3. 住院人次流向

2012 年，禄丰县参合病人在县级医疗机构住院的比例最大，占 61. 65%，在乡镇卫生院住院的占 23. 35%，在县级以上医疗机构住院的占 15%。与全国相比，禄丰县县级以上住院比例低于全国平均水平，乡镇卫生院住院分流比例远低于全国平均水平，这与乡镇卫生院服务能力较低、县级医院服务能力较强有关（见表 4 – 24）。

表4-24 2012年不同级别医疗机构住院人次流向（单位：%）

地区	乡级	县级	县级以上
禄丰县	23.35	61.65	15.00
全国	38.93	40.50	20.57

数据来源：2012年全国和禄丰县新农合统计报表

（二）受益水平分析

1. 门诊补偿水平

2009年以来，禄丰县门诊实际补偿比一直维持在45%左右，村级门诊实际补偿比略高于乡级。2012年达到48.86%，与全国平均门诊实际补偿比49%的水平相当（见表4-25）。

表4-25 禄丰县新农合门诊实际补偿比情况（单位：%）

指标	2009	2010	2011	2012
门诊合计	45.41	44.45	42.46	48.86
乡级门诊	44.72	42.71	40.37	45.69
村级门诊	46.68	47.51	45.62	53.46

数据来源：2009—2012年禄丰县新农合统计报表

2. 住院补偿水平

禄丰县参合农民住院实际补偿比较高，县内住院补偿比远高于县级以上医疗机构，县、乡两级住院实际补偿比差距逐步缩小，乡镇卫生院自付比例极低，2012年仅为17%。从全县平均住院补偿比看，2012年住院病人自付比例还不到40%。

据全国新农合统计报表显示，2012年全国县级医院和乡镇卫生院的住院实际补偿比分别为62%和77%，西部地区分别为63%和77%，禄丰县参合农民县内住院的受益水平显著高于全国和西部地区（见表4-26）。

表 4 – 26 禄丰县新农合住院实际补偿比情况 （单位：%）

指标	2009	2010	2011	2012
住院合计	42.67	41.00	47.69	60.07
乡级住院	63.39	63.00	72.84	83.00
县级住院	47.81	49.00	59.28	70.00
县级以上住院	31.12	29.65	35.00	47.74

数据来源：2009—2012 年禄丰县新农合统计报表

（三）费用情况

1. 门诊费用

2009—2012 年，禄丰县乡、村两级次均门诊费用呈现缓步增长态势，但增幅较小，2012 年禄丰县的次均门诊费用仅为34.40 元，低于全国 41.85 元的平均水平（见表 4 – 27）。

表 4 – 27 禄丰县参合病人次均门诊费用变化情况 （单位：元）

指标	2009	2010	2011	2012
门诊合计	28.98	29.73	29.25	34.40
乡级门诊	34.55	35.48	34.86	40.52
村级门诊	22.35	23.13	23.52	28.22

数据来源：2009—2012 年禄丰县新农合统计报表

2. 住院费用

2008 年以来，禄丰县实施了住院按床日付费和按疾病诊断分组付费制度，乡镇卫生院的次均住院费用从 2008 年的 851 元增长到 2012 年的 1285 元，县级医院的次均住院费用从 2008 年的 1380 元增长到 2012 年的 2225 元，但与 2012 年全国乡镇卫生院和县级医院的次均住院费用 1392 元和 3874 元相比，仍然较低（见表 4 – 28）。

表4-28　禄丰县参合病人次均住院费用变化情况（单位：元）

指标	2008	2009	2010	2011	2012
乡镇卫生院	851	921	959	1000	1285
县级医院	1380	1602	1821	2075	2225
县级以上	6860	7879	8829	9644	10629

数据来源：2008—2012年禄丰县新农合统计报表

第五章　西部地区农村卫生发展的政策建议

考虑到西部地区卫生事业发展水平相对滞后的实际，国家在制定卫生经济政策时，应充分体现公平性原则，向经济欠发达的西部地区倾斜，进一步加大对西部地区卫生事业发展的支持力度。本章结合西部地区经济社会和卫生事业发展现状，分析总结了西部地区政府卫生投入的必要性和投入形式，测算了符合西部地区卫生事业发展特点的农村医疗卫生机构基础设施建设政府适宜投入总量，对优化农村医疗卫生机构运行补偿机制和新农合发展模式进行了阐述，并从公平、效率、满意和发展的角度提出了健全和完善西部地区农村卫生经济政策的建议。

第一节　政府卫生投入的必要性和相关建议

政府对卫生事业的投入是卫生事业发展的重要保障，政府的卫生投入不仅体现了政府责任，也体现了卫生事业的重要地位。本节通过阐述政府卫生投入的必要性和投入形式，为政府加大力度支持西部地区卫生事业发展提供政策依据。

一、政府卫生投入的必要性

医疗、教育等基本服务涉及人类发展的基本权利，是带有福利性的产品，也是国家安全、社会团结和发展的决定因素之一，政府有责任保障居民基本服务的获得。政府保障居民基本服务获得的形式主要有两种，一种是直接生产或通过补贴的形式组织生产；另一种是政府出资，通过各种制度安排为居民向其他服务提供机构购买服务。不论采取哪种形式，政府在卫生领域中承担职责是必要的，也是必须的。

很多国家医疗卫生事业传统上就属于公共事务的范畴。公共事务是指涉及全体社会公众整体的生活质量和共同利益的一系列活动，以及这些活动的实际结果。阶级性、公益性、多样性和层次性是其主要的特征。① 公共事务总是与公共需要相联系。公共需要分为两类，一类是社会型公共需要，主要是非竞争性的产品，需要政府利用税收获得的财政收入提供；另一类是有益型公共需要，主要是政府提供的私人物品。马斯格雷夫以物品的受益性质为标准，把物品分为公共物品和私人物品，其中私人物品还包括需要以公共手段提供的有益物品。政府提供的私人物品包括两方面：一方面是提供有益物品，如补贴低费用住房等，主要是通过公共手段（政府或其他具有公共性质的组织）提供私人使用，消费者免费或低价消费。从这个意义上，可以说有益物品基本上就是社会福利物品；另一方面是通过行政管理手段阻止有害

---

① 王乐夫：《论公共管理的社会性内涵》，《中国 MPA 通讯》第 1 期，2001 年 7 月 1 日。

物品。① 马斯格雷夫的"有益品"在另外一些学者那里被称为"优效物品",都是那些虽用以满足私人需要但以公共手段提供的物品,如教育、医疗卫生和社会保障等,这些有益物品也应以公共手段提供,包括直接组织生产或向私立机构购买服务。

从历史上看,政府在卫生领域中承担职责与国家制度的发展紧密联系,其干预程度和投入力度与国家行政力量扩大、全国范围的税收制度形成、国家物质性资源和权威性资源增加等密不可分。西方国家最早对医疗卫生事务进行干预始于罗马共和国时期。1世纪初,罗马共和国政府开始在各个城市建立公立医院并为之提供物品,政府甚至已经建立了专业医院如海军医院。究其原因,一方面在于罗马共和国时期出现了繁荣的城市贸易经济,城市公共生活相对发达,意味着需要统一的公共权威来提供满足需要的公共物品和服务;另一方面是由于采用了大范围的奴隶制生产方式。正是在这两方面因素的推动下,这一时期的公共物品供给出现了国家化的高潮,政府大规模扩大公共物品的规模并承担供给职责,并出现了医生等庞大的非政府工薪集团。中世纪时期,王室对社会经济生活发挥的作用范围很小,控制能力很弱,其作用基本只体现在两方面,一是提供安全保护,二是提供法律公正。19世纪特别是20世纪以来,西方国家快速进入工业化社会,出现了私人物品公共化的过程,政府不仅提供公共物品,还大规模地提供医疗服务等有益物品,西方国家相继演变为福利国家。其原因主要有以下几个方面:

一是工业革命引起的社会经济分化。工业革命过程中建立的税收体系为国家扩大责任范围奠定了物质基础。同时,自给自足的家庭经济解体,经济生活全面商品化,个体更多地参与社会活

---

① 马斯格雷夫:《比较财政分析》,上海:上海人民出版社,1996年,第26-31页。

动，劳动力素质相应提高，幼儿托管、教育、医疗等问题成了社会公共事务，要求有公共部门予以解决。此外，城市化的发展产生了大量的公共问题，如环境问题、贫困人口和流行病传播等，这些都要求政府对其承担责任。

二是战争的推动。欧洲国家政府权力、职能和规模的发展与战争密切联系。由于战争，很多问题成为公共问题，许多私人物品成为公共物品。以英国为例，19世纪末政府供给公共产品的范围扩大和职责的增强与战争密切相关。在战争中，英国政府意识到政府需要对很多大众的私人事务如健康、教育等问题承担责任。1899—1902年布尔战争期间，英国投入的人力、财力、物力远超过布尔人，但是依然战败。对战争进行总结时，英国认为士兵身体羸弱和文化程度低下是战败的一个重要原因。英国军队医疗服务部门提供的一份体检统计数据显示，60%的应征士兵体检结果都不达标。对此，英国政府非常震惊："我们英格兰的国民——这个国家的脊梁——原来长期生活在营养不良和健康不佳的状态中。"[1] 从此，民众的身体健康问题就成了事关国家命运的公共问题，政府开始直接接管相关的部门。第一次世界大战后，政府逐步扩大对私人物品的供给，除了食品和教育外，战争时期的医疗急救服务范围扩大到一般诊疗，为以后的国民保健服务制度建立奠定了坚实的基础。[2] 特别是1942年《贝弗里奇报告》出台后，政府进一步扩大了公共物品和公共服务的范围，尤其是有益物品的范围。

三是公民权利、政党政治和意识形态的发展。工业革命促进

---

① Janet Roebuck，*The Making of Modern English Social Society from* 1950，London，1982，p. 71.

② 阿萨·勃里格斯：《英国社会史》，陈叔平等译，北京：中国人民大学出版社，1989年，第330页。

了公民权利的发展，也意味着公民所接受公共物品和服务的数量扩展以及质量提高。政党选举制度也为政府提供公共物品和有益物品起到了巨大的推动作用，政党在竞选中一般都承诺以公共手段为人民提供公共福利。

因此，从政治学和经济学的角度看，政府对医疗卫生必然要承担责任。从西方国家政府对医疗卫生承担责任的历史变革中分析发现，医疗卫生问题从来就不是单纯的医疗卫生本身或者单纯的经济学问题，政府在医疗卫生方面的责任始终与国家安全、社会团结等政治问题紧密联系，而且随着国家制度的发展，政府在医疗卫生领域的责任有扩大的趋势，大量作为有益物品的私人物品也纳入了公共手段提供的范畴。

二、政府提供服务的形式

卫生经济学认为，医疗卫生产品包含公共产品、准公共产品和私人产品三种，其中公共产品和准公共产品具有正外部效应，应由政府承担主要的责任，需要政府补贴进行生产并提供。

对于私人医疗服务而言，其供给主要有三种模式：第一种是主要由政府组织生产，通过补贴医疗服务提供环节来确保医疗卫生服务的提供和居民消费；第二种是主要通过医疗保障来实现，政府主要补贴医疗服务消费环节；第三种是两种补贴同时存在，一方面在医疗服务生产环节进行补贴，另一方面在医疗服务消费环节给予补贴。对前两种模式的研究和讨论很多，目前来看这两种模式并没有哪一方占绝对的优势。支持对医疗服务提供环节进行补贴的观点认为，医疗服务市场具有较大的正外部性，是市场失灵的领域，采取政府生产提供的模式能够克服市场失灵，降低交易费用，而且政府生产的成本控制能力更强。而支持对医疗消费环节进行补贴的观点则认为，政府生产会产生"政府失灵"，导致低效率、垄断和寻租等问题的出现，并可能忽视居民需求的多样性，因此应该采取补助医疗保障的形式，由医疗保险替参保者购买卫生服务。两种模式各有其优劣和适用条件，从各国的实践看，两种模式分别被很多个国家采用。

三、政府卫生投入的范围

（一）公共卫生服务的政府投入范围

政府投入公共卫生服务，保证服务的充分提供已成为社会共识。但也有观点认为，可以从基本医疗保险中拿出一部分资金开展疾病预防服务。从国际上看，一些国家如德国，在医疗保险服务包中就包含部分疾病预防服务。但结合中国实际来看，操作难度较大，主要是因为目前中国基本医疗保险筹资水平较低，还没有足够能力为开展疾病预防服务提供资金支持。因此，在一定时期内，中国公共卫生服务仍需由政府为主投入并组织提供。

（二）医疗服务的政府投入范围

医疗服务大多属于私人产品，但同时，许多医疗服务的效益又具有外延性，应由政府、社会和个人共同负担。当前政府投入私人医疗服务的主要形式是直接或通过医疗保险对医疗机构进行补贴，以弥补医疗机构低价格提供的医疗服务成本。投入的内容包括对医疗卫生机构的基础设施建设、专项经费补助和医疗保险补偿等。政府对私人医疗服务的投入体现了政府在卫生事业发展中的责任，在当前政府卫生投入有限的情况下，投入范围以保障基本医疗卫生服务项目为主。新医改明确了政府应对公立医院和基层卫生机构的基本医疗服务项目进行补助，并纳入医保报销范围。

四、政府卫生投入项目

医疗服务的成本补偿有两种渠道，一种是通过政府投入来补偿，另一种是通过医疗服务收费来补偿。政府投入领域选择的实质是哪些服务要素的定价或支付采用政府投入的形式交易费用或成本更低，哪些成本要素采用收费的形式交易成本更低。

（一）经常性支出项目

根据经济学理论，对于医疗服务的成本要素来说，可分解性越高、可测量性越高的成本要素，越适宜采取购买服务即收费的形式；相反，可分解性越低、可测量性越低的成本要素，越适宜采取政府购买要素组织生产的形式（见图 5 - 1）。

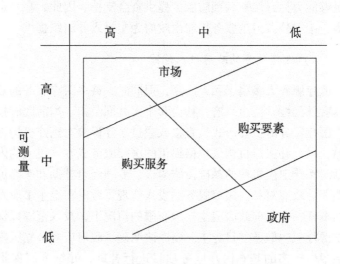

图 5 - 1　医疗服务成本要素的特点和支付形式

医疗服务提供需要的具体成本要素包括人员（在职、离退休）、公用经费、药品、材料和检查检验、设备更新折旧等。在上述成本要素中，从服务的角度看，药品、材料和检查检验等直接与服务提供的类型和数量相关，是最容易分解和计量的，因此适合采取按项目或单位定价，并通过市场收费来购买。而人员、公用经费等从医疗服务的角度不容易分解，也难以测量，人员相当于固定投入，如果严格按照服务量来分摊，每天提供的服务数量、服务类型和难度不同，服务的人力成本也就随之发生变化。对于此类成本，由政府按人员支付工资组织服务提供更为适宜，公用经费与此类似。当然，人员支出等项目如果由政府投入解决，要考虑通过合理的绩效考核手段来调动人员的服务提供积极性。

（二）固定资产投入项目

从国际上看，很多国家都对公立医疗机构固定资产投资给予补贴，同时政府掌握公立医疗机构固定资产投资的决策权。但也有部分国家如澳大利亚和日本，将基本建设和设备投入通过医疗收入来解决。采取这种措施需要政府对医疗机构服务和成本信息有比较清楚的掌握，并能够据此对医疗服务价格做出调整，但很多国家都难以做到这一点，或者说采取上述措施的成本过高。

2009 年出台的《关于完善政府卫生投入政策的意见》（财社〔2009〕66 号）中，对政府投入范围做出了明确规定：基本建设和设备购置、扶持重点学科发展、符合国家规定的离退休人员费用、政策性亏损补贴、承担的公共卫生服务任务补助等方面。对于基本建设则专门指出，政府开设的公立医院的基本建设和设备购置等发展建设支出，经发展改革委等有关部门批准和专家论证后，建立政府专项补助资金项目库，由政府根据轻重缓急和承受能力逐年安排所需资金。

五、政府卫生投入相关建议

(一) 通过增加政府投入确保公共卫生服务的充分提供

提供公共卫生服务是政府职责所在，应通过加大政府投入保障其经费，从源头上控制不合理医药费用增长，并加强对慢性病预防控制的重视。预防服务是最具成本效果的卫生服务形式，特别是在慢性病已经成为影响中国居民的主要健康问题和居民的主要医疗经济负担的情况下，对慢性疾病预防控制的意义尤为突出。慢性病的发生发展主要缘自不健康的生活方式，如吸烟、有害饮酒、饮食不健康、缺乏运动以及精神压力过大等，但这些因素都是可以有效控制的。研究表明，50%以上的慢性非传染性疾病可通过改变生活方式和控制行为风险来预防。这些服务属于公共产品，政府通过加强对致病因素的干预，可以有效降低慢性病患病率，进而显著降低慢性病带来的医药费用。目前中国已经将高血压、糖尿病和重性精神病管理等纳入基本公共卫生服务范围，并向全体居民免费提供。今后，在政府投入水平不断提高的情况下，应将公共卫生服务的关口进一步前移，扩大服务干预的人群范围，同时考虑营造新的资金渠道，如采取对烟酒征收"健康税"等方式来增加资金来源，将其用于健康干预和医疗服务等。

(二) 对居民医疗服务利用观念和行为进行合理引导和管理

医疗服务信息不对称是导致医疗服务供给和消费不同于一般服务的主要因素。由于缺乏信息，居民患病后需要到市场上购买医疗服务。对于一般商品，消费者对消费商品的边际效用有明确的判断，因此可以根据产品的边际效用决定自己的购买行为。对于医疗服务，由于患者对其不完全了解，既不可能每次去花费大量成本搜集医疗信息，也不可能提前投入大量成本来学习医学知识，因此需要购买医生的知识或信息，由医生代替他做出决策。但多数情况下，由于病人缺乏医疗专业知识，不能有效评估医生的建议，他们甚至无法判断医生是否合格。

医疗服务实际上是一个过程产品，分为诊断和治疗两个环节。其中，诊断是由医生替患者判断病情，决定购买什么产品；治疗则是由医生干预患者疾病的过程。在不考虑患者经济能力的条件下，患者从患病到得到有效治疗是一个过程。患者可能在初次诊疗过程中就得到了有效的治疗，从而完成整个医疗服务过程；也可能在初次治疗时未能得到有效治疗，需要寻求更高水平的诊断、治疗服务。这个过程将持续进行，直到患者得到有效治疗或疾病进入不可逆转的失能或死亡状态为止。在传统医疗服务过程中，疾病的诊断和治疗往往是结合在一起的，中国传统医学就是医药同源。一般是先请医生看病开方，然后患者到药店买药，这时候诊断和治疗相分离，但都是在初次诊疗过程中实现。在西方，如早期英国的医疗服务也是集诊断和治疗于一体，当时治疗的理念是采取措施排出体内多余的、有害的物质，内科医生诊断后经常直接使用轻泻剂、灌肠剂和催吐剂等进行治疗。在当时的情况下，没有现代的、系统化的医疗服务提供系统，医疗服务人员总体上比较稀缺，一个地区可能只有少量的医生，并不存在很多的可选择性，[①] 而且受交通条件和交通成本的制约，病人一般只有在当地就诊无效后才会寻求更高水平的服务。

随着医学技术的不断进步，医疗服务内部分工不断细化，出现了诊断、检查和治疗等不同的诊疗活动。从医疗服务提供系统

---

① 杨念群：《再造病人——中西医冲突下的空间政治》，北京：中国人民大学出版社，2006年，第75–77页。

的情况来看，第二次世界大战以后现代化的医疗服务系统在各国逐步建立，出现了不同技术水平的医疗服务提供者，数量也显著增加。此外，随着信息流通速度的加快和交通的日益发达，就医的非医疗成本相对越来越低。在这种情况下，与以往的就医过程相比，病人就医时多了一个需要选择的问题——到哪个层级的机构就医。由于信息不对称，病人对医疗服务的质量无法做出具体判断，往往以其他信号作为判断标准，对于服务产品来说最直接和明显的就是服务的生产要素质量，包括医生、设备和医院级别。因此病人倾向于利用具有较高要素水平的服务，包括高资历和职级的医生、高价格的设备和检查等。实际上，病人的这种选择是在信息缺乏条件下的最大化行为，是一种理性的选择。但从医学专业技术上判断，这种高质量服务的消费可能是不必要的，反而造成资源的浪费和系统效率的低下。

（三）通过政府投入加强基层医疗卫生机构的人才培养

应通过加强政府的投入提高能力，特别是形成差别化的人员培养机制，推动形成分工合作医疗服务体系。医疗服务的特点决定了其难以通过市场环境形成合理分工的医疗服务体系。从医疗卫生体制发展的历史看，现代医学和卫生体制的发展过程，就是医疗服务不断专业化的过程，也是消费者技术崇拜形成的过程。技术上的专业化和集中化导致对高级别医院服务和专科医生的需求偏好，全科医生和基层卫生机构的萎缩，难以形成分工合理的医疗服务体系。要构建合理分工的医疗服务体系，提高卫生筹资的效率，降低医药费用，除了降低不同层级医疗卫生机构的逐利和竞争倾向外，更根本的是实现不同层级医疗卫生机构服务的差异化，其核心是人才培养的差异化。这种差异化的人才培养，包括教育和职业培训都是政府的责任，需要靠政府增加投入来实现。

（四）政府主导医疗卫生机构基础设施建设

政府应承担起符合规划要求的公立医疗卫生机构基本建设和设备更新，并通过政府投入控制公立医院的规模，改变规模扩张型的高成本医疗服务生产提供模式。改革开放以后，中国医疗卫生机构数量快速增长，为了增加收入，医疗卫生机构不断加大基础设施建设和设备购置投入，形成高投入拉动高收入的规模扩张型增长方式，这是医疗卫生机构在特定政策条件下的必然行为反应。要改变这一增长方式，需要采取包括行政、经济等多种政策在内的综合性措施。但由于目前政府对公立医疗卫生机构基础设施建设投入不足，从而缺乏对医院进行管理的基础，这也是各地卫生行政部门放任医疗卫生机构自主决定规模扩张程度的一个重要原因。公立医疗卫生机构作为承载政府职能的机构，其"公立"的特点必然要通过一些方面反映出来，在承担责任的同时也应享受基本权利。机构的正常发展建设应该由政府投入加以支持，在此基础上政府可以实施严格的基础设施建设审批制度，控制公立医院的规模扩张，扭转规模扩张型的高成本医疗服务生产提供模式。新医改对政府在基本设施建设方面的投入做了进一步明确，而且新的财务制度已经从制度规范上明确投资决策权归政府，下一步的核心问题在于如何加强可操作性和确保落实政策。

（五）通过增加政府投入扭转不合理的补偿机制

政府补助的目的是弥补一部分政策性亏损，包括公共服务和价格与基本医疗服务的成本差距。事实上，如果不存在医疗服务的不合理提供，政府补助就是一种福利性的体现，并不影响医药费用。但当经济激励出现问题导致不合理医疗服务提供出现时，政府卫生投入水平越低，医疗机构创收的压力就越大，也就越容易出现不合理的医疗服务提供行为。由于医疗服务的专业性和不确定性，特别是信息不对称的存在，单纯靠治理手段难以对医疗服务行为进行有效控制。这种信息不对称带来的治理困境在国有企业改革过程中已经被充分证明，由于医疗服务产品比一般的商品更为复杂，其治理难度也更大，往往"按下葫芦起了瓢"。例如，过去一段时期卫生行政部门对药品费用占比进行了有效的控制，但检查费用和卫生材料费用却明显增加了。因此，消除不合理的经济激励机制是进行治理的基础，而增加政府补助有助于降低不合理激励作用，在此基础上结合相应的治理手段可有效地控制医药费用。

（六）充分运用政府卫生投入对公立医院进行治理

建立公立医院治理机制是管理好公立医院，实现政府政策目标的有效途径。政府卫生投入是政府对公立医院承担社会职能的补偿，也是政府作为公立医院所有者的体现方式之一。通过政府投入推进公立医疗机构治理机制的建立，将医药费用控制的目标和医疗服务提供行为的要求整合在治理机制中，可以有效控制不合理医疗服务提供和医药费用增长。2012 年，全国城市公立医院平均财政补助收入为 2523.9 万元，占总收入的 8.80%；县级医院平均财政补助收入为 663.3 万元，占总收入的 8.66%。虽然目前政府卫生投入占比不高，但其相当于机构的净收入，如果没有这部分投入，医疗机构需要通过提高业务收入来弥补这部分成本，对医疗机构的经济运行影响较大。因此，政府可以通过按绩效付费的方式对医疗机构进行财政补助，有效规范和约束医疗机构行为，从而推动公立医院治理机制的建立。

（七）划分基本医疗服务范围

经济学认为将产品和服务分层能够降低信息缺乏水平。按照这一思路，可以将医疗服务分为基本医疗服务和非基本医疗服务，这也是与现行政策相一致的做法。通过服务分层降低信息不对称的影响，在此基础上推动社会资本提供非基本医疗卫生服务，通过竞争和政府引导定价降低医药费用。中国对于基本医疗服务有大量的研究，但目前对于基本医疗服务和非基本医疗服务的划分还存在争议，尚未从政策层面提出基本医疗服务的范围和标准。在医药费用控制过程中，将医疗服务分为基本医疗服务和非基本医疗服务不仅是保证居民享有基本医疗服务的基础，也是消除不同医疗服务补偿中的信息不对称问题、保证政府增加投入控制医药费用效果的基础性措施。因此，应进一步加强对基本医疗服务的研究，找到各方面接受程度较高的统一标准，利用服务分层减少信息缺乏问题，尽力完善基本医疗服务补偿机制。

在对基本医疗服务合理补偿的条件下，非基本医疗服务可通过开放社会资本办医，引导其与公立医院展开竞争的方式来合理定价。政府也可以补贴部分公立医院以低于市场平均的价格提供非基本医疗服务，发挥"价格引导"的作用。

第二节　农村卫生基础设施建设政府适宜投入总量预测

基础设施建设是政府承担卫生投入责任的一项重要内容。本节根据当前农村地区医疗卫生机构基础设施建设情况和卫生资源利用现状，运用卫生服务需求量法和趋势外推法等，对政府的农村卫生基础设施建设投入进行了总量预测，并提出了相应政策建议。

一、测算依据和思路

考虑到卫生服务需求和利用测算的合理性和可操作性，本书综合运用了卫生服务需求量法、人口比值法、趋势外推法和等比例推算法等方法，对中国医疗卫生人力资源、床位、面积进行了测算（见图5-2）。

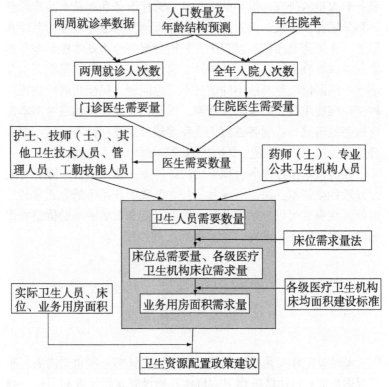

图5-2 卫生资源需求测算流程

测算的主要步骤是：

（1）根据人口数量与年龄结构、各年龄组患病率的变化，充分考虑未来潜在卫生服务需求的释放，采用趋势外推法测算两周患病就诊次数和全年住院次数的变化趋势。

（2）采用卫生服务需求量法，根据门诊和住院医生的工作量,测算门诊和住院医生的需求数量。

(3)根据门诊、住院医生的数量,采用发达国家医生护士比,测算中国护士的需求量。

(4)根据人口比值法,测算中国药师及专业公共卫生机构人员需求量。

(5)根据测算出的医生需求量,采用等比例推算法,测算技师(士)、其他卫生技术人员、管理人员和工勤技能人员四类人员的需求量。

(6)根据床位需求量法测算医疗卫生机构床位数,参照2010年床位数比例测算三、二、一级医院及农村医疗卫生机构和公共卫生机构床位需求量。

(7)根据各级医疗卫生机构床均面积建设标准,进一步测算医疗卫生机构业务用房面积需求量。

(8)再分别测算卫生服务人员、床位、业务用房面积等需求量,与目前实际情况进行比较,测算出需求差距量,并据此提出未来卫生发展的相关政策。

二、卫生服务需要测算前提

卫生服务需要的增长受多种因素的影响,包括人口学变化、疾病谱改变和卫生政策引导等,其中人口学变化涉及人口数量的增长、年龄结构的变化和老龄化进程的加快等。

(一)卫生服务需要及利用的自然增长

本书在测算卫生服务需要时,主要考虑人口数量、年龄结构及疾病谱改变造成患病率变化等因素对卫生服务需要的影响。

根据联合国人口统计处的统计和预测结果,中国未来人口变化趋势将从2005年人口普查时的131551万人增加至2020年的

143446 万人，65 岁以上老年人数量占全国人口总数的比例将从 2005 年的 7.6% 上升至 2020 年的 11.8%（见表 5-1）。

表 5-1　2005—2020 年中国总人口、年龄段人口趋势预测（单位：万人）

年龄段	2005	2010	2015	2020
人口数总数	131551	135914	139741	143446
0—4	9700	9014	8803	9024
5—14	20027	19349	18633	17758
15—24	21707	22096	19833	19190
25—34	21123	19019	21330	21770
35—44	22476	23831	20785	18755
45—54	16286	17911	21893	23251
55—64	10204	13490	15174	16816
65 +	10028	11205	13288	16883

数据来源：国家人口普查数据和联合国人口统计处预测结果

（二）卫生政策的引导

2009 年以来，按照新医改总体要求，国家先后实施了《健全农村医疗卫生服务体系建设方案》《完善基层医疗卫生服务体系建设方案》《农村急救体系建设方案（2011—2013 年)》等专项建设规划，中国农村医疗卫生机构基础设施条件全面改善，农村医疗服务水平进一步提高，农村医疗卫生服务体系逐步完善。同时，国家出台了《关于建立全科医生制度的指导意见》，明确要求在 2020 年基本实现城乡每万名居民有 2—3 名合格的全科医生，满足城乡居民对基本医疗卫生服务及公共卫生服务的需要。另外，随着城镇职工医疗保险、城镇居民医疗保险和新型农村合作医疗制度的推广以及医疗保险覆盖面的扩大及补偿水平的提高，城乡居民的就医负担明显减轻，"看病难、看病贵"问题正逐步缓解。

随着经济社会和卫生事业的快速发展，中国医疗卫生资源的配置水平不断提高，医疗卫生人力资源、设备及业务用房配置更加合理，有限的卫生资源发挥了较大的社会效益，城乡居民的卫生服务需求得到有效满足。同时，政府有关部门也在不断探索，在实践中积累了不少经验，并据此出台了相关政策，包括《医药卫生中长期人才发展规划（2011—2020年）》、《中国护理事业发展规划纲要（2011—2015年）》以及《综合医院建设标准》和《疾病预防控制中心建设标准》等，为卫生资源的有效配置提供了政策依据。

因此，本书对卫生服务需求的测算充分考虑了医疗卫生事业发展方向和政策导向等因素的影响。

三、资源配置总量预测

根据2010年中国医疗卫生机构床位数和医院、基层卫生机构、公共卫生机构及其他机构床位数的占比情况，在预测2015年和2020年总床位数需求的基础上，测算2015年和2020年各级机构的床位配置。同时，根据《"十二五"期间深化医药卫生体制改革规划暨实施方案》中提出的"2015年90%的病人在县域内就诊"的目标，参考目前新农合县外住院20%的比例，将2015年和2020年县内住院比例设定为80%。

据此，测算出2015年千人口床位数达到4.6张，其中三级医院千人口床位数为1张，二级医院千人口床位数为1.7张，其他医院和基层卫生机构千人口床位数为1.74张。全国须新增床位151万张，其中三级医院须增加床位30万张，二级医院须新增床位73万张，其他医院和基层卫生机构共须新增床位47万张（见表5-2）。

表 5-2　各级各类医疗卫生机构资源配置标准预测

医院	2010			2015 预测			2020 预测		
	床位数 (万张)	占比 (%)	千人 口床 位数 (张)	床位数 (万张)	增加 床位 (万张)	千人 口床 位数 (张)	床位数 (万张)	增加 床位 (万张)	千人 口床 位数 (张)
总数	479	100.00	3.57	630	151	4.60	834	204	6.00
医院	339	70.77	2.52	466	127	3.40	646	180	4.65
三级医院	107	22.34	0.80	137	30	1.00	180	43	1.30
二级医院	160	33.40	1.19	233	73	1.70	264	31	1.90
其他医院	72	15.03	0.53	96	24	0.70	202	106	1.45
基层卫生 机构	119	24.84	0.89	143	23	1.04	167	25	1.20
公共卫生 及其他机构	21	4.38	0.16	22	1	0.16	21	-1	0.15

四、卫生人员需求测算

卫生服务需要是根据人们实际健康状况与"理想健康水平"之间存在的差距而提出的对医疗、预防、保健、康复等服务的客观需要，不涉及卫生服务利用与供给，主要取决于人口学变化，包括人口数量（年龄结构）、疾病谱（患病率）的变化等。因此，科学合理预测卫生服务需要数量，要充分考虑两个关键因素：一是人口数量及其年龄结构的变化；二是在考虑人口数量及年龄结构导致的卫生服务需要改变的同时，充分考虑各个年龄组患病率的变化，如果患病率持续增加，再加上人口老年化的双重作用，未来疾病负担将更加沉重。预测研究的假设前提是，未采取新的干预措施，按目前的趋势发展下去可能出现的情况。

为了便于量化，本书用两周患病人次数、慢性病患病人次数来表示卫生服务需求，用两周就诊人次数、住院人次数等来表示卫生服务利用。根据联合国人口统计处对 2005—2020 年中国各年龄段人口的统计数据，采用趋势外推法测算未来两周患病率、慢性病患病率的变化趋势，测算出 2015 和 2020 年两周患病人次数、慢性病患病人次数和两周就诊人次数的预测值（见表 5 - 3）。

表 5 - 3　两周患病、慢性病、两周就诊人次数的预测（单位：万人次）

指标	年	合计	0—4	5—14	15—24	25—34	35—44	45—54	55—64	65 +
两周患病人次数	2015	29405	1226	1038	807	967	1571	4878	6593	12325
	2020	39927	1104	812	664	787	1147	5306	8375	21733
慢性病患病人次数	2015	26887	49	81	293	755	2080	5969	7141	10520
	2020	32238	46	49	237	618	1665	6475	8198	14949
两周患就诊人次数	2015	18477	2632	1955	823	929	2014	2762	2910	4451
	2020	20487	3260	2210	785	806	1737	2590	3043	6055

再结合 2010 年常规卫生统计中住院率 10.58%，分别测算出 2015、2020 年中国年住院人次数（见表 5 - 4）。

表 5 - 4　年住院人次数预测（单位：万人次）

地区	2015	2020
合计	14714	17059
城市	7357	9212
农村	7357	7847

综合考虑经济水平的改善、医疗保险覆盖率以及补偿水平提高等因素，根据第四次全国卫生服务调查数据，假定 2015 年能

使因经济原因应就诊而未就诊人群中24.40%的病人去门诊就诊1次，能使因经济原因应住院而未住院的人群中35.15%的病人住院治疗，2020年能使应就诊而未就诊人群中50.00%的病人去门诊就诊1次，能使应住院而未住院的人群中70.30%的病人住院治疗，进一步测算门诊、住院需求量（见表5-5）。

表5-5 门诊、住院人次数需求预测（单位：万人次）

门诊住院人次	地区	2015	2020
门诊人次	合计	20814	25994
	城市	8888	11997
	农村	11926	13997
住院人次	合计	16037	19242
	城市	8045	10445
	农村	7992	8797

根据卫生服务需求量法，参照《中国及不同类型地区医疗卫生服务资源配置标准测算研究》推荐模型，测算门诊医生和住院医生的需求量（见表5-6）。

表5-6 门诊医生、住院医生需求量预测（单位：万人）

需求量	2015	2020
门诊医生需求量	155	193
住院医生需求量	108	130
医生需求量	263	323
每千人口医生数	1.88	2.25

综合运用结构比值法、人力/人口比值法，测算护士、药师（士）、其他卫生技术人员、管理人员、工勤技能人员及技师

（士）的需求量（见表5-7）。

表5-7　人员需求量（单位：万人）

人员	总量		千人口数量	
	2015	2020	2015	2020
卫生人员	992.88	1363.90	—	—
医生	262.78	322.87	1.88	2.25
护士	289.05	484.31	2.07	3.38
药师（士）	55.90	86.07	0.40	0.60
检验师（士）	25.11	30.85	0.18	0.22
其他卫生技术人员	31.59	38.82	0.23	0.27
管理人员	40.35	49.58	0.29	0.35
工勤技能人员	63.02	77.43	0.45	0.54
乡村医生和卫生员	130.06	154.91	1.86	2.16
专业公共卫生机构人员	95.02	119.06	0.68	0.83

五、基础设施建设卫生投入总量

（一）县级医院

县级医院作为农村三级医疗卫生服务网的龙头，是县域内的医疗卫生中心，主要负责基本医疗服务和急危重症病人的抢救，并承担对乡镇卫生院、村卫生室的业务指导和人员的进修培训。

新医改以来，为实现"90%的病人在县域内就诊"的目标，全国大多数县级医院在中央和地方的支持下开展了建设，但农业人口少于50%的县级市（区）并未纳入中央投资支持范围，而且目前县级医院床位不足、建设面积不达标的现象仍比较突出。因此，有必要按照"填平补齐"的原则继续开展县级医院标准化建设。

县级医院建设分为新增和改造两部分。根据需求预测的结果，2015 年和 2020 年，县级医院床位数应达到每千人口 1.76 张和 1.88 张。同时，根据全国县级医院房屋现状调查数据，还需对县级医院 12% 的房屋进行改造，对 13% 的危房进行拆除和新建，改造造价按照新建造价的三分之一计算。

据此测算，截至 2015 年，县级医院建设需投资 2207 亿元，其中中央投资 1324 亿元，平均每个县级医院需中央投资 4600 万元；截至 2020 年，县级医院建设需投资 3032 亿元，其中中央投资 1819 亿元，平均每个县级医院需中央投资 6400 万元（见表 5 - 8）。

表 5 - 8　县级医院建设投资测算

	2015	2020
全国人口数（万人）	139741	143446
县级床位配置标准（张/千人口）	1.76	1.88
现有床位（张）	1601407	1601407
新增床位（张）	751601	1095377
床均面积（平方米）	80	
平均造价（元）	3000	3000
新建投资（亿元）	2063.93	2628.91
现有综合医院业务用房面积（平方米）	118682901	—
二级医院占比（%）	67	
改造面积（平方米）	9494632.08	9494632.08
改造投资（亿元）	94.95	94.95

续表

	2015	2020
危房面积（平方米）	10285851.42	10285851.42
危房投资（亿元）	308.58	308.58
总投资（亿元）	2207.36	3032.44
中央投资（亿元）	1324.42	1819.45
平均每个县医院中央投资（亿元）	0.46	0.64

（二）乡镇卫生院业务用房和配套设施建设

乡镇卫生院是农村三级卫生服务网的骨干，承担一定区域范围内的预防、保健和医疗技术服务，提供公共卫生和常见病、多发病的诊疗等综合服务，并负责对村卫生室的业务管理和技术指导以及培训乡村医生等。目前，乡镇卫生院仍不同程度存在业务用房短缺、破旧和配套设施缺乏等问题，并且随着医疗服务需求的不断提高，其床位数也需要相应增加。根据对中心乡镇卫生院和一般乡镇卫生院业务用房和配套设施建设所需投资的测算，截至2015年，需投资239亿元，其中中央投资143亿元，平均每个中心乡镇卫生院需中央投资118万元，平均每个一般乡镇卫生院需中央投资69万元；截至2020年，乡镇卫生院配套设施建设基本完成，业务用房建设需总投资331亿元，其中中央投资247亿元，平均每个中心乡镇卫生院需中央投资124万元，平均每个一般乡镇卫生院需中央投资71万元（见表5-9）。

表5-9 乡镇卫生院建设投资测算

	2015			2020		
	中心	一般	合计	中心	一般	合计
床位数占比（%）	0.42	0.58	—	0.42	0.58	—
床位增量（张）	99466	135210	234676	244596	332493	577089
床均面积（平方米）	55	50	—	55	50	—
平均每平方米造价（元）	2000	2000	—	2000	2000	—
业务用房投资（亿元）	36.47	135.21	171.68	86.05	244.60	330.65
配套设施平均投资（万元）	30	20	—	0	0	0
项目个数（个）	4160	27463	31623	0	0	0
配套设施投资（亿元）	12.48	54.93	67.41	0	0	0
总投资（亿元）	48.95	190.14	239.09	86.05	244.60	330.65
其中中央投资（亿元）	29.37	114.08	143.45	51.63	195.68	247.31
建设个数（个）	4160	27463	31623	4160	27463	31623
平均中央投资（万元）	118	69	—	124	71	—

（三）中西部地区村卫生室建设

村卫生室是农村三级卫生服务网的网底，承担着农村居民常见病诊治和基本公共卫生服务的职能，是农村居民的健康守护人。据调查，截至2011年，中西部地区尚有30%的村卫生室需租房或占用村医房屋，严重影响了农村居民对卫生服务的利用。

根据测算，按照每个村卫生室60平方米的标准，建设中西部地区约 12.7 万个村卫生室,总投资为 152 亿,其中中央投资 79 亿元,平均每个村卫生室需中央投资 6.2 万元(见表 5 - 10)。

表 5 - 10 村卫生室建设投资测算

	合计	中部地区	西部地区
目前个数(个)	423268	228230	195038
需建设个数(个)	126980	68469	58511
建设面积(平方米)	60	60	60
建设造价(元)	2000	1500	1500
建设投资(亿元)	152.38	61.62	52.66
中央投资(亿元)	79.10	36.97	42.13
平均每个村卫生室中央投资(万元)	6.2	5.4	7.2

(四)农村医疗卫生机构建设总投资

综上所述,农村医疗卫生服务体系建设的重点主要是县级医院、乡镇卫生院业务用房和配套设施以及中西部地区村卫生室等。

根据测算,截至 2015 年,需总投资 2598.83 亿元,其中中央投资 1517.60 亿元;截至 2020 年,需总投资 3515.46 亿元,其中中央投资 2145.86 亿元(见表 5 - 11)。

表 5 - 11 农村医疗卫生机构建设投资测算总表(单位:亿元)

建设项目	投资	2015	2020
合计	总投资	2598.83	3515.46
	中央投资	1517.60	2145.86

续表

建设项目	投资	2015	2020
县级医院建设	总投资	2207.36	3032.44
	中央投资	1324.42	1819.45
乡镇卫生院业务用房和配套设施建设	总投资	239.09	330.64
	中央投资	114.08	247.31
中西部地区村卫生室建设	总投资	152.38	152.38
	中央投资	79.10	79.10

第三节 西部地区农村医疗卫生机构运行补偿建议

医疗卫生机构补偿机制是其运行所需的卫生资金筹集、分配、使用等关系的总和。它既包括各种补偿主体与补偿客体之间的关系，也包括各种补偿渠道和补偿方式之间的关系，同时还包括狭义补偿（主要指医疗卫生机构的资金补偿）和广义补偿（主要指包括资金、土地、信息等全部要素在内的补偿）。

完善补偿机制的目标是建立健全中国医疗卫生机构的补偿制度，使之既能调动医院和医务人员的积极性，又能有效控制医疗费用不合理增长。当前，医疗卫生机构补偿机制的重点在于建立财政、价格和医保补偿联动机制，兼顾各方利益，实现新医改的预定目标。

一、优化全额补偿设计，落实政府对专业公共卫生机构投入责任

目前，财政对专业公共卫生机构尚未真正实现全额投入，而且在对其补偿质量和补偿结构上均暴露出一定的问题，如：预算管理在组织、分工和实施方面的计划性和时效性较弱，财政补助资金内部构成比例失衡，包括基本公共卫生服务均等化资金在内的经费分配机制仍不完善，以及与补偿机制相容的激励机制和监管机制仍不健全等，这些问题都不同程度制约了财政对专业公共卫生机构的合理补偿。

（一）总体思路

一是正确认识专业公共卫生机构在防治疾病以及促进人民健康中的守门人职能和重要作用，强化政府对其提供的公共产品和准公共产品以及维持其运行所应履行的全部补偿责任；二是注重补偿机制内涵设计，在提高财政投入水平的基础上，全面优化财政对专业公共卫生机构的补偿层次。

（二）主要目标和实施步骤

逐步实现将专业公共卫生机构的人员经费、发展建设经费和业务经费等纳入财政预算并由政府全额安排，逐步提高人均基本公共卫生服务经费标准。

到 2020 年，形成对专业公共卫生机构合理的财政补偿机制，普遍建立比较完善的重大疾病防控、计划生育、妇幼保健等公共卫生服务体系。

（三）主要措施

稳步提高公共卫生机构财政投入比重。进一步明确专业公共卫生机构在整个新医改目标体系中的重要定位，形成制度化和法律化的财政保障机制，在确保政府卫生投入增长幅度大于经常性财政支出增长幅度的基础上，增加公共卫生服务投入在财政全部卫生投入中所占比重。合理编制财政公共卫生支出预算，加大人员经费和公用经费补助水平，提高业务专项经费在全部专项经费中的比重，并建立起长效稳定的业务专项经费保障机制。完善预算管理层级，进一步明晰各级财政对专业公共卫生机构投入责任，形成合力，确保预算拨款的足额与及时。

调整财政补助经费分配格局。在统筹规划中国公共卫生服务事业发展长期和阶段性目标的基础上，促进财政补助经费在东中西部之间、城乡之间和各专业公共卫生机构之间的科学分配，加大财政转移支付对农村专业公共卫生机构经济运行的调剂力度，进一步降低其上缴的财政统筹资金比例。完善基本公共卫生服务均等化项目经费分配机制，保障专业公共卫生机构在公共卫生服务体系和能力建设、基本公共卫生服务等各项任务实施中能有效发挥其业务核心作用。

建立绩效工资由财政和个人共担的激励机制。在新医改下一阶段，应从行为科学中的"保龄球效应"中得到启示，建立一种积极的鼓励机制，利用受鼓励职工的积极行为挤掉消极职工的怠工行为。各级财政要逐渐变革单纯从个人工资中提取绩效工资的做法，尽快转变为由财政和个人共担绩效工资，并在此基础上设定绩效奖励比例，从而实现补偿机制和激励机制的合理相容。

强化财政资金监管机制。采取行政监督、财政监督以及审计监督等多种方式，对各类专业公共卫生机构财政资金分配和使用情况全程监管。重点加强对机构专项基金使用情况监测，严肃查处违反规定挤占、挪用、截留公共卫生服务项目资金等行为，妥善处理部分专业公共卫生机构收支结余和长期负债间的矛盾，保障财政资金使用的安全性、规范性和有效性。此外，还应进一步加大对专业公共卫生机构有偿服务的规范和约束，确保其全部服务性收入上缴财政专户或纳入预算管理。

二、调整财政投入方向，强化基层人才队伍建设经费保障机制

新医改以来，中央财政对基层医疗卫生机构的发展和建设大力支持，其基础设施条件不断改善，然而基层医务人员的薪酬待遇却没有显著提升。政府对基层医疗机构人员经费投入严重不足是造成这一现象的主要原因。如何统筹和提高基层医疗卫生机构各项人员补助经费，是新医改下一阶段亟待解决的问题，对基层医疗卫生人才队伍将产生深远影响。

（一）总体思路

一是按照"保基本、强基层、建机制"的原则，在进一步完善基层医疗卫生机构基础设施建设的基础上，强化对基层医务人员直接薪酬福利补偿，并加大对医务人员能力培训经费的支持力度，从而增强基层医务人员从事业务工作的内生动力。二是以实施基本药物制度和基本公共卫生服务为重要载体，同步落实对基层医疗卫生机构的补偿政策，并进一步强化激励措施。三是大力推进基层医疗卫生机构综合改革，促进各项补偿机制的顺利实施。

（二）主要目标和实施步骤

到 2015 年，建立健全基层医疗卫生机构稳定长效的多渠道

补偿机制，优先保证对人才发展的投入，有序推进基本药物制度和基本公共卫生服务均等化的开展。

到 2020 年，进一步优化财政对基层医疗卫生机构人员和业务经费投入机制，为基层医疗卫生机构的发展提供必要的经费保障。

（三）主要措施

1. 建立体现基层医务人员劳务价值的薪酬制度

进一步完善基层医疗卫生机构财政投入政策设计，充分考虑地方实际，与当地经济发展状况和物价水平等保持一致。在执行中，可参照教育等部门，在工资与其他福利中赋予全科医生和专科医生同等的待遇水平。在此基础上，加强对基层医疗卫生机构的绩效考核力度，将基层医疗卫生机构工作任务完成的数量和质量与财政补助水平挂钩；以绩效优先、兼顾公平为原则，细化基层医疗卫生机构人员收入分配激励机制，重点向临床一线人员尤其是业务骨干和业绩突出者倾斜。

2. 培养成长型全科医生服务团队

强化政府对全科医生规范化培训的财力保障。加大财政对基层在岗医务人员继续教育和培训投入力度，在深化传统培训方式的同时，通过建立基层医疗卫生机构长期合作交流平台等，全面提高医务人员开展基本医疗卫生服务和基本公共卫生服务的能力。

3. 不断细化取消药品加成后基层医疗卫生机构的补偿政策

取消药品加成后的补偿，必须高度依赖财政补助与医保支付的有机结合，最大限度地平衡两者，在维持机构正常运行的同时，实现机构和人员的激励和约束相容。

4. 创新政府购买公共卫生服务模式

各级财政应进一步提高基本公共卫生服务经费补助标准。在资金分配上，应加大对中西部地区财政专项转移支付力度，打破全国统一的中央、省、市、县级财政配套政策，给予西部农村地区更多的政策支持。继续实行政府购买公共卫生服务，在合同购买和公共卫生服务券的基础上创新政府购买公共卫生服务的模式，并逐步排除影响市场开放和市场进入的有形壁垒和无形壁垒，由内部购买转向包括民营基层医疗卫生机构在内的全行业相关机构购买服务。另外，在条件具备的地区，尽快出台基本公共卫生服务经费分配和使用细则。

5. 落实补偿机制配套改革

创新基层医疗卫生机构管理体制，依托地区医疗集团或医联体加强对基层医疗卫生机构的补偿管理。深化基层医疗卫生机构人事制度等运行机制改革，合理核定编制，开展执业注册，建立岗位聘用和晋升机制。对实行收支两条线管理的基层医疗卫生机构，各级财政应强化对其预算管理，科学核定收入和支出预算。

第四节 西部地区新农合发展模式

随着医疗保障制度的全面覆盖，医保支付资金成为政府卫生投入的另一种形式，西部地区居民卫生服务利用的提高很大程度得益于新农合制度的推广和发展。新农合的筹资和支付关系到新农合资金的保障水平和保障效率。本节将从筹资增长机制、补偿方案设计和支付方式改革等方面提出适宜的西部地区新农合发展模式。

一、可持续的筹资增长机制

在新农合筹资过程中，应该通过固定筹资增长机制的形式，根据地方财政能力，选择农村居民家庭人均纯收入作为核心指标，建立新农合筹资与农村居民家庭人均纯收入挂钩的机制。各地在设计筹资和补偿方案时，以目标补偿比为导向，测算中长期新农合的筹资需求，并预测新农合筹资水平与农村家庭经济承受能力之间的量化关系，以总的筹资水平为基础，再进一步分配政府与个人以及各级政府之间的筹资责任。

在划分政府和个人以及各级政府筹资责任的过程中，应适当调整财政补助与农民缴费的比例，逐步统筹城乡医疗保险，农民个人自付比例不宜超过城镇职工的缴费水平。

各级政府的筹资责任分担应考虑不同地区的财政能力，中西部地区应主要由中央财政与省级财政承担，东部地区的筹资责任可适度下移。

为保障长效机制的建立，建议由中央政府和各级政府制定包含新农合筹资增长目标和保障目标等指标在内的新农合管理法令等规范性文件，以保证新农合筹资增长机制的落实和稳定。

二、科学的补偿方案设计

新农合补偿方案的设计是新农合制度的核心内容，关系到新农合基金的安全和参合农民的受益程度。新农合实施以来，其管理逐渐从制度建设转向了机制建设。新农合补偿方案的设计方法已经被绝大多数新农合经办机构管理人员所熟练掌握。但在制订每一年度的新农合方案时，仍应把握以下几个关键问题：

（一）门诊和住院补偿的比例问题

门诊补偿和住院补偿是新农合基金的两个主要内容，一个重点在于保障受益面，另一个重点在于提高受益程度。新农合开展初期，大多数地区为了提高农民的参合积极性，拿出较少的资金实行门诊统筹，其余资金都用于住院补偿。随着农民的不断受益和筹资水平的不断提高，发动农民参合已经不难，新农合基金也可以拿出更多的钱用于小病初期的治疗，防止将小病拖成大病。因此，大多数地区基本都实行了门诊和住院两种补偿方式。但在有些地区，尽管在制订门诊补偿方案时取消了家庭账户，但设定的年度补偿总金额较低，起不到门诊统筹的作用，仍然是变相的家庭账户。因此，在进行新农合补偿方案的设计时，应充分兼顾门诊和住院补偿，实行真正的门诊统筹，而不是变相的家庭账户。

（二）住院起付线的问题

起付线是调节病人医疗行为的重要杠杆。起付线是指按照"医保基金与参保人员个人共同负担住院医疗费"的基本医疗保险制度改革原则，参保人员自己先承担一部分在定点医疗机构实际产生的属于基本医疗保险目录范围内的住院医疗费后，医保基金才按规定比例支付。这种个人先负担的住院医疗费数额标准，就是医保基金支付参保人员住院医疗费的"起付线"。起付线标准以下的住院医疗费由病人个人负担。设立起付线主要有三个作用：一是起付线以下的医疗费用由病人自负或病人与其单位分担，增强了被保险人的费用节约意识，有利于减少浪费；二是将大量的小额医疗费用剔除在医疗保险偿付范围之外，减少了保险结算工作量，有利于降低管理成本；三是小额费用由被保险人自负，有利于保障高额费用疾病风险，即保大病。

因此，基层医疗卫生机构应合理设立起付线，乡镇卫生院的起付线应该是门诊次均费用的3—5倍，否则就容易导致门诊转住院。另外，乡镇卫生院、县级医院和县外的住院起付线应该适度拉开一定距离，这样做有利于分级诊疗，不会导致大多数人都流向县级医院或县外就诊，造成新农合基金和病人的沉重负担。

（三）各级补偿比例体现差异的问题

补偿比例也是调整参合农民就诊流向的重要经济杠杆，应该根据新农合基金总量和目标受益程度进行科学合理的设置。不同级别医疗机构的补偿比例应该有所差别，这样可防止基层病人流向上级医院。

三、适宜的支付方式

新农合制度实施初期，其费用的筹集和补偿方案的确定是研究的重点。随着新农合制度的不断完善和日臻成熟，通过开展支付方式改革，控制医疗费用的不合理增长已成为下一步新农合制度实施的重点和难点。

支付方式改革是控制医疗费用不合理增长和规范医疗机构服务行为的重要措施，也是提高医疗机构工作积极性的重要激励手段。科学合理的支付方式可以成为医疗机构改革的重要动力。新医改提出，把供方支付方式改革作为医疗卫生服务体系改革的重要杠杆。因此，在新农合基本实现全覆盖的背景下，应充分发挥支付方式改革的作用，通过支付方式改革推动农村医疗卫生机构的改革和发展。

在住院支付方式改革方面，大多数地区采取的是单病种付费，但覆盖的病种有限。如果按疾病诊断组付费（DRGs）又要求有完备的信息系统和病案资料，对医疗机构的管理要求较高，在西部农村地区较难实现。因此，应根据当地实际，选择本地区适宜的支付方式。

支付方式改革的目的，主要在于通过科学合理设计支付标准和程序，转变医疗机构服务行为，从而控制医疗费用的不合理上涨。因此，不管开展何种支付方式改革，医疗机构都是支付方式改革的重要客体，其利益和积极性也需要在支付方式改革中重点关注。只有通过机制的设计，实现新农合基金安全、参合农民受益和医疗机构发展三赢，做到政府、参合农民和医疗机构三满意，才能推动新农合制度的健康可持续发展。

推行医疗服务支付方式改革的目标是：控制费用、强化管理、确保质量、转换机制、实现多赢。

控制费用是指控制医药费用的不合理增长趋势和增长幅度，控制以往医药费用中由于过度使用药品、耗材和进行不必要的检查所导致的医药费用结构不合理。

强化管理是指不能简单地推行一种新的支付方式，而应该在深刻认识到任何支付方式都有优缺点的前提下，在制度设计时尽量把其优点发挥到极致，同时更要针对其缺点制定严格而又切实可行的配套管理措施和赏罚分明的奖惩措施。

确保质量是指在推行以各种打包付费为特点的支付制度改革时，把监管的重心后移，放到对医疗服务的安全性和医疗质量的严格考核上。当把打包付费的费用标准确定以后，要严格把住打包付费的变异退出关，制定有效的措施，严防在打包付费制度下医院减少必要的医疗服务提供和必要的药品耗材的正常使用，制定具体的医疗质量管理标准和考核标准，集中精力对输出端的安全性和医疗质量指标进行及时、认真和严格的考核，并根据考核结果公正、及时地兑现奖惩措施。

转换机制是指在新的支付制度设计中，把支付制度的改革与推动医院摆脱以药养医的补偿机制相结合。具体的做法是，在确保医药费用增长幅度有所控制的前提下，在打包收费定价时要给医院留有一定的结余空间，固定价格，盈亏自负。也就是说，在规定的打包价格内，由于医院自己主动减少不合理用药和耗材以及不必要的检查，所结余的款项应当留给医院，作为对医院提供低于成本价格的医疗服务的补贴。在这种情况下，医院就会主动将药品和耗材的消耗以及各种检查纳入医院的成本中加以控制和管理。于是，一种医院积极主动减少不合理的用药、不必要耗材的使用和不必要的检查的机制将逐步形成。

实现多赢是指在支付制度改革的方案设计以及实施中，要充分考虑与支付制度改革相关各方的利益和诉求，始终把保障各方在改革中均能获得相应合理利益作为重要目标之一。具体说来，所谓"多赢"是指：

（1）医药费用的不合理增长得到控制，新农合基金的安全得到保障；

（2）新农合基金应将进行支付制度改革和控制医药费用不合理增长后所结余的资金通过提高新农合补偿比的方式回馈给参保人群，使群众能够得到实惠；

（3）医院打包收费价格的确定，要以目前的收费水平为基础，让医院有较为充裕的结余空间，并以此补偿医疗服务项目成本；

（4）医院要将支付制度改革与医院内分配机制改革紧密联系在一起，充分体现多劳多得的原则，使医务人员在努力提高医疗质量、保障病人安全、降低成本的同时，提高个人实际薪酬水平。只有确保了各方利益共赢，才能使支付制度改革取得真正的成功。

第五节　融入西部地区农村发展的卫生经济政策的健全和完善

卫生经济政策是宏观经济政策的重要组成部分，各项卫生经济政策的制定和实施与区域经济社会环境、政治环境紧密相关。世界卫生组织 2013 年的主题是"将健康融入全部政策（Health in all)"，充分体现了对社会经济环境和政治环境的重视，要求在卫生政策的制定过程中，充分发挥全社会的作用，共同应对卫生问题。本节在"将健康融入全部政策"理念的指引下，从公平、效率、满意和社会发展等视角切入，提出完善西部地区农村卫生经济政策的建议。

一、公平视角：以政府主导和转移支付为主的卫生投入政策

公平是卫生服务追求的目标之一，在政府卫生投入和卫生政策的制定过程中尤为重要。要想最大限度实现公平，就需要政府更多地针对地区经济发展水平和地方政府财政能力的不同，在政府卫生投入中实行有差别的财政补助和转移支付政策。

为充分体现农村医疗卫生机构的公益性，政府应对其运行补偿起主导作用。对不同级别和类别的农村医疗卫生机构，应根据其功能定位和服务内容实施有区别的补偿政策。如对农村医疗机构和公共卫生机构，其开展的基本医疗和基本公共卫生服务收费不高，不具备营利能力，应采用政府全额补助的方式保证其正常运行，从而保障基本医疗和基本公共卫生服务的提供。对县级医疗机构开展的医疗服务，应采用医保购买和个人购买的方式，允许医疗机构按照成本收费，同时对其开展的应急救治和教学科研等工作给予财政保障。

在政府对医疗卫生机构的基础设施建设投入中，应体现中央投资的公平性，使有需要的地方优先获得中央投入，同时重点关注西部地区集中连片特殊困难地区和民族地区。对专项资金需求较高的地区应给予较多的专项资金投入，对专项资金需求较少的地区应给予较少的专项资金投入，充分体现中央投入与地方资金需求的一致性。

新农合的筹资涉及中央财政和地方财政补助，应根据不同地区的经济发展水平，实行按农民人均纯收入比例筹资的方式。不同地区个人缴纳的费用不同，中央财政补助的比例也相应调整，体现出地区差异。在政府投入的区域分布上，中央财政应对中西部农村贫困地区给予重点倾斜和照顾。

二、效率视角：充分调动医务人员积极性的补偿和激励机制

提高效率，创造更多的价值是经济活动中追求的最终目标，卫生领域也不例外。提高医疗卫生机构的工作效率是其发展的重要推动力。在卫生服务的基本要素中，卫生人力是最为关键的要素，也是体现主观能动性和创造性的重要载体。

新医改明确提出，要改革医务人员和医疗卫生机构的激励和绩效分配机制，以调动其工作积极性。十八届三中全会也指出，要根据行业特点设计科学的绩效分配方案。卫生行业的收入和支出存在较大的可变性，管得太死容易丧失活力，降低工作积极性。因此，应重新审视新医改过程中影响医务人员工作积极性的政策，如基本药物制度、收支两条线政策以及部分绩效分配措施等，根据卫生行业的特点，设计科学合理的医疗卫生服务补偿方式和绩效分配方式，从而充分发挥医务人员的主观能动性，体现医务人员的劳动价值和技术含量，促进卫生事业蓬勃发展。

三、满意视角：实现政府、医疗卫生机构、医务人员和病人的多赢

利益相关者对一项制度或政策的态度是这项制度或政策顺利实施的关键。农村卫生经济政策针对的是农村医疗卫生机构及其

医务人员以及农村居民，政策的实施方代表着政府部门的利益和关切，因此农村卫生政策的制定和实施应综合考虑利益相关方的利益。

本书所研究的农村卫生经济政策，如政府对农村医疗卫生机构基础设施建设的投入、对农村医疗卫生机构运行和补偿的投入、新农合的筹资和支付等都涉及政府、医疗机构、医务人员和农民病人等四方的利益。制定政策时，应最大限度地从满意的视角出发，尽可能实现"政府为民办实事，农民患者得实惠，医疗机构有发展，医务人员有动力"。因此，在西部地区农村卫生经济政策的制定过程中，应该完全从满意视角出发，实现共赢。

四、发展视角：开展综合改革，实现农村医疗卫生机构可持续发展

在农村卫生经济政策的制定和评价中，应高度重视发展问题，从发展的视角研究农村卫生综合改革，使农村医疗卫生机构得到可持续发展。

农村医疗卫生机构实施基本药物制度和药品零差率销售制度后，在破除了以药补医的同时，也出现了部分农村医疗卫生机构提供基本医疗服务的积极性下降、农村住院病人向上级医疗机构流动增加、医药费用上涨压力增大等问题。在 2012 年启动的农村医疗卫生机构综合改革中，重点关注了基本药物制度是否实现"乡村联动"以及稳定长效的财政补偿机制、竞争性的用人机制、激励性的分配机制是否建立等环节，并对村卫生室的网底功能、乡村医生的稳定发展以及乡村卫生服务一体化管理等提出了具体意见。

农村卫生综合改革不仅是农村医疗卫生机构运行补偿机制的转变，同时还应该考虑到机制转变后农村医疗卫生机构的可持续

发展，如实行药品零差率销售后基层医务人员的收入是否受到影响、保障了医务人员基本收入后工作积极性如何调动、业务量减少后农村医疗卫生机构能否留得住人等一系列问题。因此，在农村卫生经济政策的制定和实施过程中，应走一步，看三步，预估到可能出现的负面问题，及早矫正，并通过采取综合改革措施，促进农村医疗卫生机构健康可持续发展。

五、经济社会视角：促进人民健康，提升人力资本

卫生事业的发展水平是经济社会发展水平的重要体现，也是促进人民健康，创造人力资本的重要载体。经济发展客观上要求有高质量的劳动力，这种高质量的劳动力要靠卫生、教育以及其他事业的共同努力来完成，这就是人力资本的理论。按照该理论，卫生事业的发展不仅是实现经济社会发展的重要目标之一，也是实现经济发展的重要手段，对经济社会的发展具有重大贡献。从广义上说，卫生事业也可以看成一种投资，既有消费性，又有投资性。

人力资本理论是在 20 世纪 60 年代西方各国发展起来的。人力资本理论认为，资本有两种形式，一是物质资本，二是人力资本。物质资本体现在物质产品上，人力资本体现在劳动者身上，劳动者的人力资本有工作能力、技术水平、熟练程度以及健康水平和身体素质，人力资本是以劳动者的数量和质量表示的资本。这种资本，对经济能够起到生产性的作用，能使国民收入增加。人力资本的主要问题是劳动力的质量问题，而劳动力的质量又是以人口质量为前提的。人口质量，首先是人口的健康状况。人力资本理论把人的健康看成一张股票，或称为健康资本，也可以叫作健康财富或生命财富。健康资本或生命财富最初的质量，一部分是继承来的，一部分是后天获得的，这种资本或财富随着时间

的消逝也会发生折旧和损耗，需要经常性地维护和修理，这就需要利用保健和医疗服务来维持，从而保障健康的资本。在人力资本理论的视角下，人口是一种具有经济价值的社会财富。

　　结合西部地区经济社会发展和卫生事业发展现状，从经济社会视角来看西部地区农村卫生事业的发展，可以发现，人才和人力资本对西部地区经济社会发展具有重要意义。医疗卫生事业是一种生产性的、投资性的事业，应通过政府投入来体现其公益性，卫生经费不能像非生产开支那样随便压缩，政府应进一步加大对卫生事业的投入，保障其正常运行，并采用经济手段管理。因此，西部地区，尤其是农村和边远民族地区，应在现有的经济社会发展水平上，更加重视人才和人力资本，通过加大健康投入、健康教育、提供优质的医疗和保健服务等，来保障西部地区的人力资本水平。

参考文献

专著类

［1］程晓明：《医疗保险学》，上海：复旦大学出版社，2003年。

［2］程晓明等：《卫生经济学》，北京：人民卫生出版社，2006年。

［3］费孝通：《社会学概论》，天津：天津人民出版社，1984年。

［4］费孝通主编：《中华民族多元一体格局（修订本）》，北京：中央民族大学出版社，2003年。

［5］龚幼龙：《卫生服务研究》，上海：复旦大学出版社，2001年。

［6］郝寿义，安虎森：《区域经济学》，北京：经济科学出版社，2004年。

［7］胡善联：《卫生经济学》，上海：复旦大学出版社，2003年。

［8］黄健英：《起飞：西部民族地区大开发的新思维》，北京：民族出版社，2003年。

［9］黄健英，萨如拉，朱锦峰：《少数民族经济发展战略》，北京：中央民族大学出版社，1996年。

［10］李澜：《西部民族地区城镇化：理论透视·发展分析·模式构建》，北京：民族出版社，2005年。

[11] 李澜：《潜藏的力量：西部地区农村女性人力资源开发》，北京：中国经济出版社，2006 年。

[12] 梁万年：《卫生事业管理》，北京：人民卫生出版社，2007 年。

[13] 林耀华主编：《民族学通论》，北京：中央民族大学出版社，1997 年。

[14] 刘世锦：《传统与现代之间：增长模式转型与新兴工业化道路的选择》，北京：中国人民大学出版社，2006 年。

[15] 刘永佶：《中国政治经济学主体主义主题主张》，北京：中国经济出版社，2010 年。

[16] 刘永佶：《政治经济学方法论纲要》，石家庄：河北人民出版社，2000 年。

[17] 刘永佶：《劳动社会主义》，北京：中国经济出版社，2003 年。

[18] 刘运国，张亮，姚岚主编：《初级卫生保健机构绩效评价》，北京：中国财政经济出版社，2007 年。

[19] 刘运国，刘谷琮主编：《加强中国农村贫困地区基本卫生服务项目竣工总结报告》，北京：中国财政经济出版社，2007 年。

[20] 卢祖洵：《社会医学》，北京：人民卫生出版社，2008 年。

[21] 卢祖洵：《社会医疗保险学》，北京：人民卫生出版社，2003 年。

[22] 施正一：《施正一文集》，北京：中国社会科学出版社，2001 年。

[23] 施正一：《理论思维与民族科学》，北京：中央民族大学出版社，1998 年。

[24] 施正一：《中国西部民族地区经济开发研究》，北京：

民族出版社，1998年。

［25］施正一：《论科学的理论思维方法》，北京：民族出版社，2004年。

［26］施正一：《民族经济学教程》，北京：中央民族大学出版社，2001年。

［27］舍曼·富兰德，艾伦·C. 古德曼，迈伦·斯坦诺：《卫生经济学》，北京：中国人民大学出版社，2004。

［28］王禄生，朱兆芳：《新型农村合作医疗支付方式改革试点研究报告》，北京：北京大学医学出版社，2010年。

［29］魏颖，杜乐勋：《卫生经济学与卫生经济管理》，北京：人民卫生出版社，1998年。

［30］卫生部统计信息中心：《中国卫生服务调查研究—第三次国家卫生服务调查分析报告》，北京：中国协和医科大学出版社，2004年。

［31］卫生部统计信息中心：《中国基层卫生服务研究—第四次国家卫生服务调查专题研究报告（一）》，北京：中国协和医科大学出版社，2009年。

［32］卫生部统计信息中心：《2008年中国卫生服务调查研究——第四次家庭健康询问调查分析报告》，北京：中国协和医科大学出版社，2009年。

［33］卫生部卫生统计信息中心：《2012年卫生统计年鉴》，北京：中国协和医科大学出版社，2012年。

［34］吴明：《医疗保障原理与政策》，北京：北京大学医学出版社，2003年。

［35］幸国强：《西部跨越式发展的国际比较》，成都：西南财经大学出版社，2006年。

［36］于德志，张振忠等：《中国卫生事业发展绿皮书—医改专题研究》，北京：人民卫生出版社，2013年。

［37］中华人民共和国卫生部：《2009 年中国卫生统计年鉴》，北京：中国协和医科大学出版社，2009 年。

期刊类

［38］陈子敏，姚岚等：《收支两条线对不同利益群体的作用效果分析》，《中国全科医学》第 21 期，2007 年 11 月 5 日。

［39］陈瑶，刘华林：《陕西镇安县实施单病种定额付费的住院费用控制效果研究》，《中国卫生政策研究》第 9 期，2009 年 9 月 25 日。

［40］丁菊红，邓可斌：《政府偏好，公共品供给与转型中的财政分权》，《经济研究》第 7 期，2008 年 7 月 20 日。

［41］顾海，鲁翔，左楠：《英国医保模式对中国医保制度的启示与借鉴》，《世界经济与政治论坛》第 5 期，2007 年 9 月 15 日。

［42］顾海，李佳佳：《国外医疗服务体系对中国医疗卫生体制改革的启示与借鉴》，《世界经济与政治论坛》第 5 期，2009 年 10 月 15 日。

［43］郭永松：《国内外医疗保障制度的比较研究》，《医学与哲学（人文社会医学版）》第 8 期，2007 年 8 月 8 日。

［44］简伟研，郭岩：《按床日付费下医院的用药行为—案例研究》，《中国药物经济学》第 2 期，2009 年 4 月 20 日。

［45］贾俊雪，郭庆旺：《政府间财政收支责任安排的地区经济增长效应》，《经济研究》第 6 期，2008 年 6 月 20 日。

［46］李玲，陈秋霖：《理性评估中国医改三年成效》，《卫生经济研究》第 4 期，2012 年 5 月 15 日。

［47］李晓淳：《区域性卫生规划及卫生资源配置标准的比较分析》，《中国卫生事业管理》第 10 期，2003 年 10 月 28 日。

［48］李秋芳：《世界主要国家卫生绩效对比分析》，《医学研究通讯》第 7 期，2005 年 7 月 15 日。

[49] 李勇，张向阳，徐永利等：《计量经济学模型在我国卫生资源配置中的构建与应用》，《中国卫生统计》第 12 期，2009 年 12 月 25 日。

[50] 林毅夫，刘志强：《中国的财政分权与经济增长》，《北京大学学报（哲学社会科学版）》第 37 期，2000 年 7 月 20 日。

[51] 罗一，黄莉：《卫生资源配置效率与卫生服务需求的关系研究》，《医学教育探索》第 2 期，2008 年 2 月 15 日。

[52] 吕琳：《加快公共卫生服务体系建设若干问题刍议》，《现代预防医学》第 24 期，2008 年 12 月 25 日。

[53] 马蕾：《论卫生资源绩效审计》，《郑州航空工业管理学院学报（社会科学版）》第 6 期，2008 年 6 月 15 日。

[54] 孟岩：《对中国新型农村合作医疗制度补偿模式的分析》，《中国卫生经济》第 8 期，2006 年 8 月 5 日。

[55] 那丽，任苒，赵郁馨：《政府卫生事业投入分析》，《中国卫生资源》第 6 期，2002 年 11 月 20 日。

[56] 倪建，黄高明：《卫生资源配置研究进展》，《医学文选》第 12 期，2002 年 12 月 30 日。

[57] 钱津：《关于西部大开发的战略思索》，《中国特色社会主义研究》第 2 期，2000 年 4 月 10 日。

[58] 曲玉国：《国外医疗卫生服务提供合作机制的比较研究及借鉴意义》，《中国医疗前沿》第 7 期，2009 年 4 月 5 日。

[59] 饶江红，江泽慧：《江西省乡镇卫生院实施收支两条线管理现状调查》，《现代预防医学》第 10 期，2009 年 5 月 25 日。

[60] 史明丽：《对卫生服务公平与效率问题的思考》，《中国卫生经济》第 21 期，2002 年 10 月 15 日。

[61] 苏维，王禄生：《卫生Ⅷ项目乡镇卫生院设施建设效

果评估概述》，《现代预防医学》第 8 期，2008 年 4 月 25 日。

[62] 世界卫生组织：《2000 年世界卫生报告"卫生系统：改进业绩"》，2000 年。

[63] 世界卫生组织，中国卫生部：《2013—2015 年中国—世卫组织国家合作战略》，2013 年。

[64] 万崇华，蔡乐，李晓梅：《云南省区域卫生规划中区域分类标志值的确定方法》，《中国卫生统计》第 2 期，2003 年 6 月 25 日。

[65] 王春丽，刘兴荣：《基于间接 DGM 模型的我国人均卫生总费用预测分析》，《卫生经济研究》第 10 期，2011 年 10 月 25 日。

[66] 王翠玲，吴健明，张文杰：《安溪县实施新型农村合作医疗的运行绩效分析》，《中国初级卫生保健》第 5 期，2007 年 5 月 20 日。

[67] 王禄生，朱兆芳：《论农村三级医疗卫生服务网络的组织管理》，《中国卫生政策研究》第 4 期，2009 年 4 月 25 日。

[68] 王万荣，陈叶纪，何晓琦等：《卫生项目阶段综合考评方法探讨》，《安徽卫生职业技术学院学报》第 6 期，2007 年 12 月 26 日。

[69] 王静：《农村乡镇卫生院服务质量评估体系分析》，《中国卫生事业管理》第 2 期，2006 年 2 月 20 日。

[70] 王守坤，任保平：《中国省级政府间财政竞争效应的识别与解析：1978—2006 年》，《管理世界》第 11 期，2008 年 11 月 15 日。

[71] 魏后凯：《"十一五"时期我国西部大开发的政策取向》，《经济学动态》第 1 期，2006 年 1 月 1 日。

[72] 吴晓红：《新型农村合作医疗定点医疗机构不合理费用的调查与分析》，《广州医学院学报》第 12 期，2006 年 12 月

15 日。

[73] 吴天：《基层医疗卫生机构实行收支两条线管理有关问题的思考》，《江苏卫生事业管理》第 4 期，2010 年 8 月 28 日。

[74] 网译：《健康产业拯救美国就业》，《健康管理》第 3 期，2012 年 3 月 1 日。

[75] 信紫微：《中国医疗卫生服务供给模式研究》，《劳动保障世界》第 10 期，2008 年 10 月 15 日。

[76] 姚先国，张海峰：《教育，人力资本与地区经济差异》，《经济研究》第 5 期，2008 年 5 月 20 日。

[77] 杨晨，张力文，张向：《完善我国医疗保险制度的探讨》，《中外医疗》第 10 期，2012 年 4 月 1 日。

[78] 杨仁聪：《卫生资源配置研究概况》，《医学文选》第 2 期，2006 年 4 月 28 日。

[79] 杨敬宇，袁占国：《中国卫生资源配置中存在的主要问题》，《中国卫生资源》第 2 期，2005 年 3 月 20 日。

[80] 杨仁聪：《卫生资源配置研究概况》，《医学文选》第 25 期，2006 年 4 月 28 日。

[81] 杨悦，尹戎：《关于中国卫生资金配置的评价与思考》，《中国卫生事业管理》第 9 期，2004 年 9 月 28 日。

[82] 张录法，黄丞：《医疗卫生体系改革的四种模式》，《经济社会体制比较》第 1 期，2005 年 1 月 25 日。

[83] 朱兆芳，王禄生：《云南省禄丰县新农合住院按床日付费支付方式主要做法和效果评价》，《中国卫生政策研究》第 4 期，2011 年 1 月 25 日。

[84] 朱兆芳，姜巍，王禄生：《乡村卫生机构一体化管理的内容及可行策略》，《中国卫生经济》第 12 期，2009 年 12 月 5 日。

［85］张鹭鹭:《卫生资源配置机制研究的现状与发展》,《第二军医大学学报》第 10 期, 2003 年 10 月 30 日。

［86］赵忠:《健康卫生需求的理论和经验分析方法》,《世界经济》第 4 期, 2005 年 4 月 10 日。

［87］郑磊:《财政分权, 政府竞争与公共支出结构——政府教育支出比重的影响因素分析》,《经济科学》第 1 期, 2008 年 2 月 20 日。

［88］周业安, 章泉:《财政分权, 经济增长和波动》,《管理世界》第 3 期, 2008 年 3 月 15 日。

外文类

［89］Appleby J, "The return Vieginia Bottomeley". *Parliamentary Brief*, vol. 6, no. 4 (2000), pp. 19 – 21.

［90］Besley, T. and A. Case, "Incumbent behavior: Vote – seeking, tax – setting, and yardstick competition." *The American Economic Review*, vol. 85, no. 1 (1995), pp. 25 – 45.

［91］Besley, T. and S. Coate, "Centralized versus decentralized provision of local public goods: a political economy approach." *Journal of Public economics*, vol. 87, no. 12 (2003), pp. 2611 – 2637.

［92］Besley, T. and M. Ghatak, "Government versus Private Ownership of Public Goods." *Quarterly Journal of Economics*, vol. 116, no. 4 (2001), pp. 1343 – 1372.

［93］Besley, T. and M. Ghatak, "Competition and incentives with motivated agents." *American Economic Review*, vol. 95, no. 3 (2005), pp. 616 – 636.

［94］Bidani, B. and M. Ravallion, "Decomposing social indicators using distributional data." *Journal of Econometrics*, vol. 77, no. 1 (1997), pp. 125 – 139.

［95］Blanchard, O. and A. Shleifer, "Federalism with and

without political centralization: China versus Russia. " *IMF staff papers*, (2001), pp. 171 – 179.

[96] Blank, R. H. and V. Burau, "Comparative health policy. " *Public Administration*, vol. 84, no. 2 (2006), pp. 479 – 515.

[97] Blumenthal, D. and W. Hsiao, "Privatization and its discontents – the evolving Chinese health care system. " *New England Journal of Medicine*, vol. 353, no. 11 (2005), pp. 1165.

[98] Bossert, T. "Analyzing the decentralization of health systems in developing countries: decision space, innovation and performance. " *Social Science & Medicine*, vol. 47, no. 10 (1998), pp. 1513 – 1527.

[99] Cathy Schoen, Sabrina KH. How, "National Scorecard on US Health System Performance. " *Technical Report.*

[100] Christopher JL Murray, Julio Frenk. A, "WHO Framework for Health System Performance Assessment. " *Bulletin of the World Health Organization*, (2000).

[101] Department of Health and Social Security," Review of the Resource Allocation Working Party Formula. " *Report by the NHS Management Board*, (1986), pp. 86.

[102] Department of Health and Social Security, "Sharing resources for health in England: report of the resource allocation working party. " London: HMSO, (1976).

[103] Davey P, "National guidance and allocation of resources. Economics has both strengths and weaknesses in health resource allocation. " *BMJ.* vol. 7334, no. 324 (2002), pp. 427 – 428.

[104] Department of Health, "The NHS Performance Assessment Framework. " (1999).

[105] Donabedian A, "Evaluation quality of medical care",

Millbank Q, vol. 44 (1966), pp. 166 – 206.

[106] Dillinger, W. , "Decentralization and Its Implications for Urban Service Delivery", *Washington, DC: The World Bank*, 1994, pp. 16.

[107] Erik Nord, "Measures of goal attainment and perform-ance in the World Health Report 2000: A brief, critical consumer guide. " *Health Policy*, vol. 59, no. 3 (2002), pp. 183 – 191.

[108] Ettelt, S. , E. Nolte, et al. , "Capacity planning in health care", 2008.

[109] Ferranti, D. d. and J. Frenk, "Toward Universal Health Coverage", *The New York Times*, 2010.

[110] Fisman, R. and R. Gatti, "Decentralization and corrup-tion: evidence across countries. " *Journal of Public economics*, vol. 83, no. 3 (2002), pp. 325 – 345.

[111] Freyens, B, "Macro – , Meso – and Microeconomic considerations in the delivery of social services. " *Economics*, vol. 35, no. 11 (2008), pp. 823 – 845.

[112] Georgia Department of Community Health (DCH), "Cer-tificate of Need", (November 2011), http: //www. dch. Georgia. gov.

[113] Gomez, E. J, "A Temporal Analytical Approach to De-centralization: Lessons from Brazil's Health Sector. " *Journal of Health Politics, Policy and Law*, vol. 33, no. 1 (2008), pp. 53.

[114] Govindaraj, R. and R. Rannan – Eliya, "Democracy, Communism and Health Status: A cross – national study", *Harvard University, School of Public Health, Data for Decision Making Project Working Papers*, 1994.

[115] Gupta, M. Verhoeven, et al, "Public spending on health care and the poor. " *International Monetary Fund Working Pa-*

per, 2001.

[116] Hossain, S. I, "Effect of public programs on family size, child education and health." *Journal of Development Economics*, vol. 30, no. 1 (1989), pp. 145 – 158.

[117] Hsiao, W. C, "Comparing health care systems: what nations can learn from one another." *Journal of Health Politics, Policy and Law*, vol. 17, no. 4 (1992), pp. 613.

[118] Kim, A, "Decentralization and the Provision of Public Services: Framework and Implementation." *Policy Research Working*, (2008), pp. 4503.

[119] Leyland AH, Groenew egen PP, "Mult ilevel modelling and public health policy", *Scand J Public Health*, vol. 31, no. 4 (2003), pp. 267 – 274.

[120] Li, H. and L. A. Zhou, "Political turnover and economic performance: the incentive role of personnel control in China." *Journal of Public economics*, vol. 89, no. 9 – 10 (2005), pp. 1743 –1762.

[121] Liu. Y, W. C. Hsiao, et al. (1999), "Equity in health and health care: the Chinese experience," *Social Science & Medicine*, vol. 49, no. 10 (1999), pp. 1349 – 1356.

[122] Malenka DJ, Kaplan AV, Sharp SM, et al, "Post marketing survive – lance of medical devices using Medicare claims – the use of Medicare claims data for post marketing surveillance of high – risk medical devices shows promise but needs policy attention." *Health Affairs*, vol. 24, no. 4 (2005), pp. 928 – 937.

[123] Mooney G, "Vertical equity in health care resource allocation." *Health Policy*, vol. 39, no. 1 (1997), pp. 79 – 87.

[124] Martinez – Vazquez, J. and R. M. McNab, "Fiscal decentralization and economic growth." *World Development*, vol. 31,

no. 9 (2003), pp. 1597 – 1616.

[125] Menken, J. and J. F. Phillips, "Population change in a rural area of Bangladesh, 1967 – 87." *The ANNALS of the American Academy of Political and Social Science*, vol. 10, no. 5 (1990), pp. 87 – 101.

[126] Mountfield, E. and C. Wong, "Public Expenditure on the Frontline: Towards Effective Management of Public Expenditure by Sub – national Governments in East Asia." *East Asia Decentralizes, Washington, DC: World Bank*, (2005).

[127] Oates, W. E, "Toward a second – generation theory of fiscal federalism." *International Tax and Public Finance*, vol. 12, no. 4 (2005), pp. 349 – 373.

[128] Prud'Homme, R, "The dangers of decentralization." *The World Bank Research Observer*, vol. 10, no. 2 (1995), pp. 201.

[129] Qian, Y. and G. Roland, "Federalism and the soft budget constraint." *American Economic Review*, vol. 88, no. 5 (1998), pp. 1143 – 1162.

[130] Qian, Y. and B. R. Weingast, "Federalism as a commitment to perserving market incentives." *The Journal of Economic Perspectives*, (1997), pp. 83 – 92.

[131] Qian, Y. and C. Xu, "Why China's economic reforms differ: the M –form hierarchy and entry/expansion of the non –state sector." *Economics of Transition*, vol. 1, no. 2 (1993), pp. 135 – 170.

[132] Rainham D, "Do differences in health make a difference." *Health Policy*. Vol. 84, no. 2 (2007), pp. 123 – 132.

[133] Richer A. Brandeau ML, "An analysis of optimal resource allocateon of HIV prevention among injection drug users and nonusers." *Med Decis Mak*, vol. 19, no. 2 (1999), pp. 167 – 179.

[134] Rosenzweig, M. R. and K. I. Wolpin, "Evaluating the effects of optimally distributed public programs: Child health and family planning interventions. " *The American Economic Review*, vo. 76, no. 3 (1986), pp. 470 – 482.

[135] Scriven M, "Minimalist theory of evaluation: the last theory that practice requires. " *American Journal of Evaluation*, vol. 19, no. 1 (1998), pp. 57 – 70.

[136] Stephen A. Sapirie, "WHO and Health planning the past, the present and the future" . *World health forum*, vol. 19, no. 3 (1998), pp. 382 – 387.

[137] The National Performance Committee, "National Health Performance Framework Report. " *Brisbane Queensland Health*, 2001.

[138] Tsui, K. and Y. Wang, "Between separate stoves and a single menu: Fiscal decentralization in China. " *The China Quarterly*, no. 177 (2004), pp. 71 – 90.

[139] Zaric GS, Brandeau ML, "Dynamic resource allocation for epidemic control in multiple populations. " *Math med Biol*, vol. 19, no. 4 (2002), pp. 235 – 255.

后　记

　　我于 2011 年 9 月至 2014 年 6 月期间在中央民族大学经济学院攻读博士并顺利毕业。2015 年 6 月，我的博士论文《西部地区农村卫生经济政策研究》被评为中央民族大学 2014 年优秀博士学位论文。本书是在我的博士论文基础上，又得到中央民族大学优秀博士论文文库项目资助，经过进一步修改完成的。出版之际，感慨良多……

　　首先，感谢我所在单位的领导和同事，他们在我学习期间给了我真诚的关心、支持和帮助，使我有机会多次深入西部地区，切身感受西部地区卫生事业发展以及与中东部地区存在的发展差距。在调研、交流、研讨有关扶持西部地区卫生事业发展的政策、文件和项目中，丰富了人生、拓展了维度，积累了不少感性认识、体会和思考。

　　其次，感谢中央民族大学经济学院，使我有幸师从李澜教授学习。七年前，正是李老师为我打开了博士研究生的求学之门。李老师深厚的学术造诣、开阔敏捷的思维、高屋建瓴的见解使我不仅在理论方法上受益匪浅，更是拓宽了做好工作的思维方式和行为模式；李老师谦和低调的为人处世、从容优雅的生活态度在潜移默化中感染、教育着我，为我增添了前进的动力。感谢中央民族大学经济学院刘永佶教授和张丽君教授在博士学习期间以及论文撰写中给我的多方面指导和宝贵建议。还有很多朋友、同学在论文写作中给予过指导、帮助、启迪，因篇幅所限恕无法一一列举，在此一并致上衷心感谢。

　　最后，深深地感谢家人的关心和帮助，感恩他们对我无私的关爱、无限的理解和无尽的包容，他们始终在背后默默地支持、鼓励着我，使我能静心于学习和思考，他们是我人生路上最坚强有力的后盾！

　　本书编写过程中力求精益求精，但限于学力，难免有疏漏错误之处，敬请批评指正。